Somogyi

Sprache der Zehen

Sprache der Zehen

Was uns die Füße verraten

Von Imre Somogyi

Deutsche Übersetzung von
Hanna und Simon van der Toorn

Bearbeitung der Übersetzung
von E. A. Prinz zur Lippe

Mit 89 Abbildungen

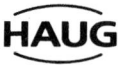

Karl F. Haug Verlag · Heidelberg

Die Deutsche Bibliothek – CIP-Einheitsaufnahme

Somogyi, Imre:
Sprache der Zehen : Was uns die Füße verraten / von Imre Somogyi.
Dt. Übers. von Hanna und Simon van der Toorn. – Heidelberg : Haug,
1997
    (Homöopathie und biologische Medizin)
    Einheitssacht.: Tenen lezen ⟨ dt.⟩
    ISBN 3-7760-1625-6

Originaltitel: Tenen lezen. Voeten zijn Spiegels
© Uitgeverij Fundament, Arnhem 1992

© für die deutsche Ausgabe 1997 Karl F. Haug Verlag, Hüthig GmbH, Heidelberg

Titel-Nr. 2625 · ISBN 3-7760-1625-6

Photographien: Theo Akkerman, Ted Sluymer Illustrations

Umschlagfoto: Image Bank, 81675 München
Umschlaggestaltung: WSP DESIGN, 69120 Heidelberg
Satz: Fotosatz Janß GmbH, 64319 Pfungstadt
Druck und Bindung: Druckerei Schreck, 67487 Maikammer

Inhalt

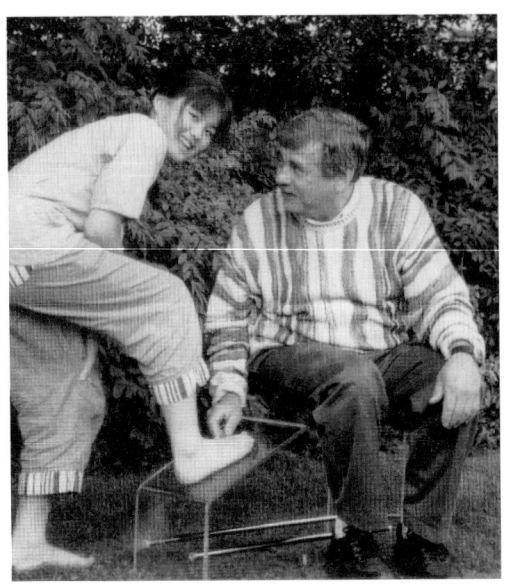

In diesem Buch legt Imre Somogyi seine Theorien und Erfahrungen von etwa zehn Jahren dar. Neben seinen Aktivitäten als Mitarbeiter bei der holländischen Sendeanstalt NCRV hat er sich viele Jahre lang mit verschiedenen Formen der Naturheilkunde beschäftigt. So besuchte er Kurse in Heilpraktik, Homöopathie und Polaritätsmassage. Während dieser Zeit entwickelte er die Theorie, daß Zehen Spiegel des menschlichen Inneren sind. Da zu diesem Thema, soweit er feststellen konnte, noch nichts publiziert wurde, begann er, eigene Untersuchungen anzustellen. Seine Erfahrungen erscheinen in Form dieses Buches. Seine Schlußfolgerung: *Der Stand der Zehen zeigt, wie es in einem Menschen aussieht!*

Vorwort

Das Zehenlesen entstand, als meine Frau Margriet und ich uns entschlossen, an uns selbst arbeiten zu wollen. Sie kam durch ihre Yogakenntnisse und ich durch mein Interesse an alternativen Heilverfahren in eine kleine Gruppe, die eine Ausbildung in Polaritätstherapie anbot. Wir kannten diese Therapieform nicht und verließen uns auf die Angaben, daß es bei ihr um das Gleichgewicht der Körperenergie geht. Polaritätstherapie wurde als Akupunktur ohne Nadeln, aber mit dem gleichen Effekt beschrieben.

Rückblickend stellten wir fest, daß der Effekt ähnlich, die Behandlung aber anders ist. Polaritätstherapie ist bei richtiger Anwendung viel schmerzhafter als Akupunktur. Wir haben das am eigenen Leib erfahren, als wir uns an das Motto unseres Lehrers hielten: *Man kann eine Therapie nicht richtig anwenden, wenn man sie nicht vollständig – in allen Facetten – an sich selbst erprobt hat. Sonst weiß man nicht, worüber man spricht.* So stellten wir zum Beispiel fest, daß die Fußreflexzonenmassage, die ein Teil der Polaritätstherapie ist, sich so anfühlen kann, als ob mit Messern an den Füßen gearbeitet wird. Wir lernten, daß im Fuß Reflexe für den ganzen Körper gefunden und ausgelöst werden können. Nach der Theorie der Fußreflexzonenmassage ist zum Beispiel der große Zeh eines Menschen bei akuter Halsentzündung schmerzhaft.

Die Polaritätstherapie geht einen Schritt weiter und bezieht dabei auch Emotionen mit ein. Kummer setzt sich beispielsweise im Hals fest. Ein deutlicher Beweis hierfür war, daß eine Frau mit lange aufgestautem Kummer laut aufschrie, als ihr großer Zeh leicht massiert wurde. Pessimismus und oft auch Sexualprobleme werden im übrigen durch einen empfindlichen linken kleinen Zeh verraten.

Gefesselt durch diese Phänomene haben wir weiter nach Beziehungen zwischen schmerzhaften Füßen und Emotionen gesucht. Während unserer Ausbildung, bei der sich die Teilnehmer gegenseitig mit Polaritätsmassage behandelten, haben wir die Mitteilnehmer ausgiebig befragt. Wir entdeckten, daß einerseits Schmerzstellen etwas über Emotionen aussagen können und es andererseits auch einen Bezug zwischen Stand und Form der Zehen sowie der Art gibt, wie Emotionen verarbeitet werden.

Nach dieser Entdeckung beobachteten wir fasziniert viele nackte Füße an Stränden, in Schwimmbädern, auf Terrassen und in Saunen. Wir schmunzelten über einen Mann mit übertriebenem Machogehabe und einem törichten Gockelgetue. Sein total versteckter und krummer kleiner linker Zeh machte uns deutlich, daß er seine Sexualitätsprobleme deutlich mit übergroßem Bizeps kompensierte.

Unsere allmählich entwickelte Theorie konnten wir sehr oft auf Partys auf die Probe stellen. Diese Gelegenheiten boten gute Übungsmöglichkeiten zum Zehenlesen. Es stellte sich heraus, daß das Lesen von Zehen auf Partys Vorteile gegenüber sonstigen extra vereinbarten Terminen zum Zehenlesen hat. Der Grund ist offensichtlich: Menschen in fröhlicher Stimmung sind viel offener als während einer ernsthaften Sitzung bei einem Therapeuten. Allmählich bekamen wir den Ruf, Leute zu sein, „die etwas Interessantes zu erzählen hatten". Bei fast jeder festlichen Gelegenheit gab es jemanden, der erzählte, daß wir solch ein interessantes Hobby hatten. Und wenn dann ein bißchen Druck ausgeübt wurde, führten wir zur „Unterhaltung" unser Zehenlesen vor.

Während eines interkontinentalen Fluges wurde ich fast von der kompletten KLM-Besatzung befragt, nachdem ich einem Chefsteward in offenherziger Laune seine Zehen gelesen hatte. Während des Rückfluges stellte sich heraus, daß eine andere Besatzung über diese neue Art der „Seelenmassage" informiert worden war. (Manchmal reist der Ruhm schneller als man selbst). Eine Stewardeß kam zu meinem Sitzplatz und vergewisserte sich, ob ich wohl der gleiche Herr sei, von dem ihre Kollegen erzählt hatten. Sie lud mich in die Bordküche ein, um etwas über das Phänomen des Zehenlesens zu erfahren, denn „darüber habe sie solche phantastischen Geschichten gehört." Während dieses Fluges habe ich nicht geschlafen, dafür aber zur vollen Zufriedenheit die Zehen vom ersten Flugkapitän bis zur letzten Stewardeß gelesen.

Ob es nun auf Partys oder unter seriösen Umständen war, die Zehenlesen-Sitzungen hatten etwas gemeinsam: immer wurde nach dem Ursprung unserer Kenntnisse gefragt. Jedesmal mußten wir antworten, daß wir das „Wissen" aus verschiedenen Quellen zusammengetragen und unsere Erfahrungen miteinander kombiniert hatten. Nach unserer Kenntnis wurde über dieses Phänomen nie ein Buch geschrieben. Jedenfalls haben wir keines gefunden. Wir wurden auch mit der Frage konfrontiert: „Warum schreibt ihr das Buch denn nicht selbst?" Margriet zeigte dann immer in meine Richtung, denn in unserer Beziehung hält man mich für das schreibende Element. So entstand dieses Buch nach wiederholtem Bitten und Drängen. Der Titel ergab sich schnell: *Sprache der Zehen.* Der Untertitel auch: *Was uns die Füße verraten.*

Das Schreiben selbst hatte ich dann jahrelang vor mir herschieben können, bis ich eines Tages so unvorsichtig war, einem Verleger etwas über das Zehenlesen zu erzählen. Er zeigte sich sehr interessiert. Am Anfang dachte ich, daß er nur nett sein wollte und nicht weiter nachfragen würde. Nachdem ich mir seine Zehen angeschaut hatte, mußte ich diesen Gedanken aufgeben. Mein Verleger gab mir Zeit, um die Theorie über das Zehenlesen auszuarbeiten und Menschen zu finden, die ihre Füße fotografieren und interpretieren lassen wollten. Auch bekam ich Zeit, meine „Anlaufschwierigkeiten" zu überwinden, denn der tatsächliche Anfang blieb schwierig!

Ich fragte meinen guten Freund Jan Schilt von „De Loods" in Utrecht (vor einigen Jahren noch ein Zentrum für verschiedene Kurse auf alternativen Gebieten), ob er mir helfen könnte. Ich brauchte Menschen, die ihre Füße für Veröffentlichungen zur Verfügung stellen wollten. Das Resultat war, daß Margriet und ich innerhalb von zwei Tagen mehr als vierzig Paar Füße angesehen und analysiert haben. Ted Sluymer hat sie fotografiert.

Unsere Beobachtungen und die daraus folgenden Kommentare wurden auf Band aufgezeichnet, die dann später von unserem Sohn Ferri in den Computer eingegeben wurden.

Unser ältester Sohn Sándor muß erwähnt werden, weil er während seiner Pubertätszeit regelmäßig auf den sich verändernden Stand seiner Zehen hinwies. Je nach Entwicklung seines Selbstvertrauens und seiner Durchsetzungskraft änderten sich Stand und Form seiner Zehen. Gerade bei ihm haben wir sehr gut beobachten können, wie sehr Zehen „Spiegel von Charakter und Seele" sind. Seine Zehen folgten in ihrer Form seiner inneren Entwicklung, so daß ich mich davon überzeugen konnte, daß es eine deutliche Beziehung zwischen dem Gefühl und Verhalten von Menschen und dem Stand ihrer Zehen gibt. Diese Erkenntnis hat mich angeregt, mich so intensiv wie möglich in diese Materie einzuarbeiten.

Gerne möchte ich mich bei den Leuten bedanken, die mich inspiriert haben, aber auch bei denjenigen, die mir widersprochen haben. Ohne sie wäre das Buch *Sprache der Zehen* nie erschienen.

Im übrigen hätten Sie dieses Buch auch nicht lesen können, wenn nicht meine liebe Freundin, die Journalistin Ellen Eggels, als kritische Leserin und als feinmaschiger Filter für meinen Überfluß an Worten und Ideen gewirkt hätte.

Bleibt mir noch, den Leser um etwas zu bitten: Wenn Sie durch dieses Buch so weit kommen, das Zehenlesen selbst zu praktizieren, dann seien Sie milde bei ihrer Interpretation. Bei mir selbst habe ich regelmäßig festgestellt, daß ich durch krumme, abweichende Stellungen von Zehen so fasziniert wurde, daß ich geneigt war, die negativen Aspekte übertrieben darzustellen. Dinge, die nicht im Gleichklang sind, bekommen nun einmal mehr Aufmerksamkeit als Dinge, die sich in Harmonie vollziehen. „Merkwürdige" Zehen erzählen eine Geschichte von unterdrückten Gefühlen, Frustrationen und versteckten Emotionen. Aber auch schöne gerade Zehen erzählen ihre Geschichte. Sie stehen für Gleichgewicht, positive Einstellungen und eine natürliche Beherrschung und das Ausleben von Emotionen und Energie. Eine verantwortungsvolle Interpretation macht auf Möglichkeiten und Unmöglichkeiten, auf starke und schwache Punkte aufmerksam. Eine gute Interpretation der Zehen gibt nie ein Werturteil, sondern hält einen Spiegel vor, und gute Spiegel verzerren nicht.

Imre Somogyi

Der Anfang

Es ist in meinem Leben oft vorgekommen, daß ich auf brennende Fragen beim besten Willen keine Antwort finden konnte. Wenn ich mich dann schließlich gezwungenermaßen damit abfand, kam die Antwort meistens von selbst.

Einmal las ich eine mystische Erklärung für dieses Phänomen: *Wenn man will, daß Wünsche oder Gebete in Erfüllung gehen, muß man sie freilassen. Man darf sie nicht bei sich halten, anderenfalls geschieht nichts.* Vergleichen kann man das mit jemandem, der am Schalter eines Postamtes steht und den Text seines Telegramms nicht an den Beamten weitergibt. Wenn man eine Botschaft versenden will, muß man den Text aus den Händen geben, im Vertrauen darauf, daß die Post Ihre Arbeit richtig macht und das Telegramm am Bestimmungsort abliefern wird. Erst wenn man den „Bericht" frei gibt, sozusagen losläßt, kann er bearbeitet werden. Im übertragenen Sinne gesehen lautet die Erklärung: *Gedanken müssen fortgeschickt werden, im Glauben und Vertrauen darauf, daß sie auf einer höheren Ebene bearbeitet werden.*

Während meiner Suche nach einer grundlegenden Theorie über die Beziehungen zwischen dem Stand der Zehen und dem Charakter des Menschen habe ich oft hieran denken müssen. In den von mir besuchten Bibliotheken kam ich nicht weiter. Ich bin auch nie jemandem begegnet, der sich darüber Gedanken gemacht hatte. Als ich nach vielem vergeblichen Suchen den Mut aufgegeben hatte, und meine Ambitionen bezüglich Zehenlesen aufgeben wollte, hörte ich, wie jemand eine außergewöhnliche Fassung der Schöpfungsgeschichte erzählte. Diese Geschichte hat mich sehr beschäftigt. Sie fesselte mich und gab mir eine feste Grundlage für das Ordnen meiner losen Gedanken hinsichtlich einer Theorie, rundweg das Phänomen des Zehenlesens. Soweit ich mich erinnern kann, ist die mir erzählte Fassung sowohl der Bibel als auch der Torah, dem Talmud und der Ayurveda entliehen.

Während der darauffolgenden Monate analysierte und kontrollierte ich die Geschichte hinsichtlich unzähliger Punkte. Ich sprach darüber mit verschiedenen Menschen und entdeckte immer mehr neue Aspekte, die mir bei der Grundlage einer Theorie über das Zehenlesen halfen. Die Geschichte läßt sich folgendermaßen zusammenfassen:

Der Schöpfung liegt eine unendlich große neutrale Kraft zugrunde. Aus ihrem Zentrum heraus sendet diese Urkraft eine Energie mit positiver (Yang-) Ladung aus. Diese positive, nach außen gerichtete Kraft ist die Grundlage der Gesamtschöpfung. Je nachdem wie weit die Schöpfung fortschreitet, verdichtet sich die Kraft. Gasförmiges wird zu Flüssigkeit zusammengepreßt, die sich dann zu dichter Materie kristallisiert. Diese Materie manifestiert sich in allen möglichen Mineralien und im Pflanzen- und Tierreich.

Der Mensch Adam ist schließlich die komplizierteste und fortgeschrittenste Kristallisationsform. Die gesamte Schöpfung ist dualistisch. Jeder Pol bekommt einen Gegenpol. So wird neben der ausgehenden positiven Energie (Yang) eine negative empfangende Kraft (Yin) ins Leben gerufen. Im Gegenzug zu Adam, dem Mann, wird als Gegenpol eine weibliche Form geschaffen, Eva. Dadurch entsteht eine Trennung der Urkraft, in der Yin und Yang vereinigt sind. Eine Trennung zwischen positiv und negativ, hell und dunkel, Sonne und Mond, Himmel und Erde, Land und Wasser, männlich und weiblich. Männliche Energie ist seit jeher ein Synonym für gebende Kraft, für Schöpfung. Die weibliche Kraft verkörpert das Empfangende, das Aufnehmende im Kosmos. Wenn die positive und die negative Kraft gleichwertig aktiv sind, führt dieses automatisch zu Harmonie, zu Neutralität, gleich dem Bild der schöpfenden Urkraft.

Der erste Ort von Mann und Frau ist der Garten Eden oder das Paradies. In der Mitte des Paradieses stehen zwei Bäume: der Baum des Lebens und der Baum der Erkenntnis für das Gute und das Böse. Das Paradies ist das Symbol für den menschlichen Körper, so sagt die Geschichte.

Der Garten Eden liegt zwischen den Augenbrauen. Die Wurzeln der beiden Bäume entstammen dem Zentrum des Gartens Eden, im Kopf, im Gehirn. Die Stämme werden durch das Rückgrat gebildet. Der Baum des Lebens ist Gegenpol zum Baum der Erkenntnis des Guten und des Bösen, der fünf Früchte trägt. Männliche und weibliche Energie sind im Paradies in Harmonie vereinigt, bis zu dem Moment, wenn der Hunger nach Erkenntnis übermächtig wird. Unternehmerische Neugier ist die Basis der Schöpfung. Die Frau hat das schnell verstanden. Darum löst sich die weibliche Energie als erste von dem glückseligen Zustand im Zentrum des Paradieses. Sie ißt als erste eine Frucht vom Baum der Erkenntnis, die durch einen Apfel symbolisiert wird. Danach macht sie außerhalb des Paradieses Bekanntschaft mit dem Element Äther. Dort erfährt sie Freude über das Neue, aber gleichzeitig auch Verdruß wegen der Trennung von Adam und des Verlustes von Harmonie. Bei dem Versuch, die Harmonie wiederherzustellen, wird Adam eingeladen, sich zu Eva zu begeben und auch von der Frucht der Erkenntnis zu essen. Adam und Eva finden sich im Äther und werden dort mit ihren Emotionen konfrontiert. Ihre Energien vermischen sich an der Stelle, wo die Frucht des Baumes der Erkenntnis sitzt, nämlich im Hals. Freude über das Wiedersehen und Verdruß über den Abschied aus dem Paradies vermischen sich. Jetzt, da sie das Paradies verlassen haben, gibt es keinen Weg mehr zurück. Es bleibt nichts anderes übrig, als tiefer in die Schöpfung vorzudringen.

Im Garten Eden entspringen zwei Flüsse, die in der Bibel mit Euphrat und Tigris verglichen werden. Sie verlassen das Paradies durch die Augen und kreuzen sich beim Adamsapfel, wo ein Energiemahlstrom entsteht.

Adam und Eva gehen, jeder für sich, in einem Mahlstrom auf die Suche nach der nächsten Frucht am Baum der Erkenntnis. Bei der Brust treffen sie wieder aufeinander. Ihre Energie vermischt sich wieder und sie

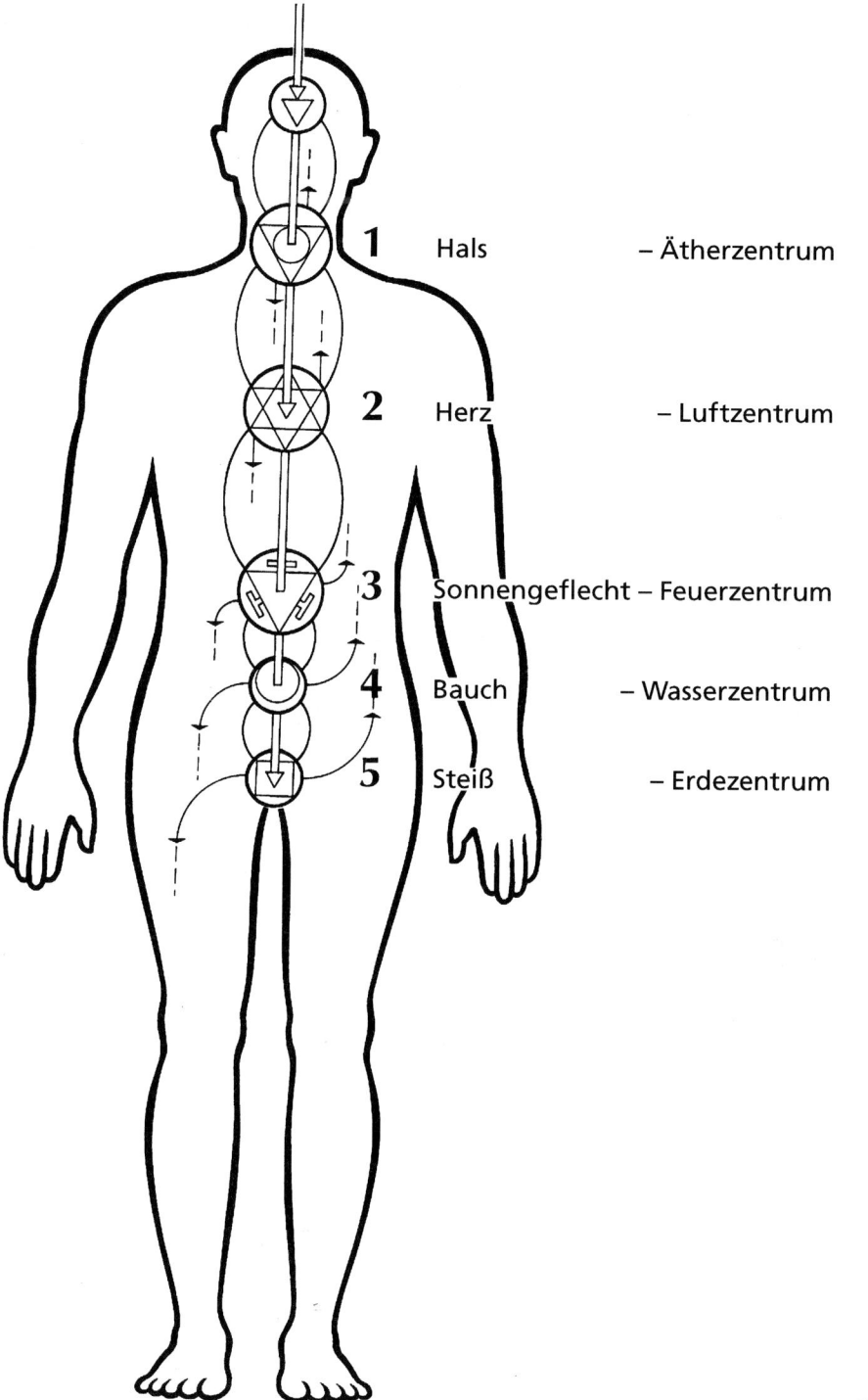

1   Hals   – Ätherzentrum

2   Herz   – Luftzentrum

3   Sonnengeflecht – Feuerzentrum

4   Bauch   – Wasserzentrum

5   Steiß   – Erdezentrum

essen von der zweiten Frucht, die sie mit dem Element Luft bekanntmacht. So steigen männliche und weibliche Energie immer weiter ab in die Schöpfung und machen beim Sonnengeflecht Bekanntschaft mit Feuer, im Bauch mit dem Element Wasser und am Steißbein mit der Erde.

Die zwei Flüsse oder Energieströme, die dem Paradies entspringen, kreuzen sich fünfmal auf ihrem Weg entlang des Baumes der Erkenntnis. Die Energiekreuzungen werden in der östlichen Literatur Chakren genannt. Unser westlicher Äskulapstab ist dieser Symbolik des Baumes der Erkenntnis entliehen.

Diese Geschichte, die ich als eine etwas freie Interpretation der Schöpfungsgeschichte betrachte, hat mich zum Nachdenken gebracht. Während der Entwicklung der Theorie des Zehenlesens entdeckte ich noch mehr Parallelen. Wenn der Mensch tatsächlich eine Spiegelung der Schöpfung ist, und zwar nach dem Gesetz *wie im Makrokosmos, so im Mikrokosmos, wie innen, so außen, wie unten, so oben*, dann müssen wir auch in jedem Teil des Körpers eine Spiegelung des Gesamten finden können.

Körper lesen

Wir begegnen tatsächlich immer wieder der These, daß in jedem Körperteil eine Widerspiegelung des Gesamten gefunden werden kann.

In der Ohrakupunktur wird angenommen, daß eine Ohrmuschel eine Fötusabbildung ist, wodurch eine Karte mit den korrespondierenden Gebieten entsteht.

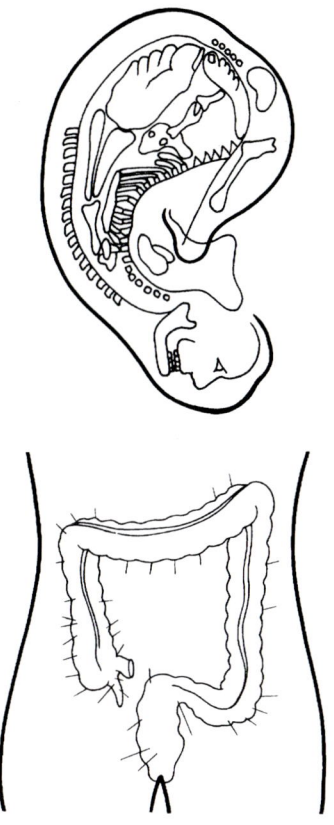

In der Darmtherapie wird der Körper in den Dickdarm projektiert, und die dortigen Reflexpunkte führen wieder zurück zum Genick.

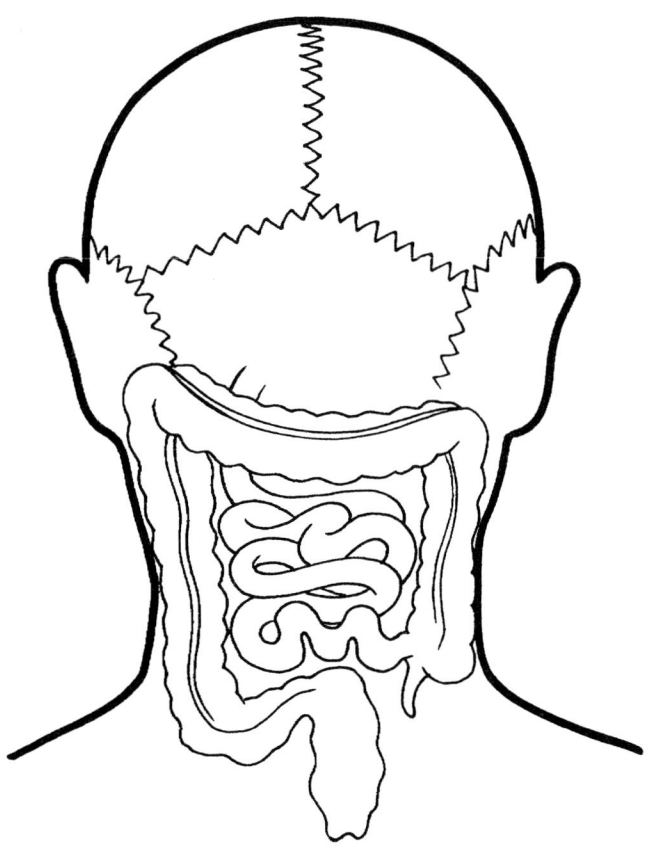

Bei langanhaltendem Massieren des Genickes stellt man fest, daß im Darmgebiet eine große Aktivität entsteht. Hieraus können wir schlußfolgern, daß im Genick nicht vermutete Reflexpunkte der Därme ihren Sitz haben.

Therapeuten haben entdeckt, daß Genickbeschwerden auffällig oft mit dem lästigen Auftreten von Darmgasen und schlechtem Stuhlgang Hand in Hand gehen. Eine „Landkarte" der Därme kann auf dem Genick projiziert werden, so daß die verschiedenen Reflexpunkte sichtbar werden.

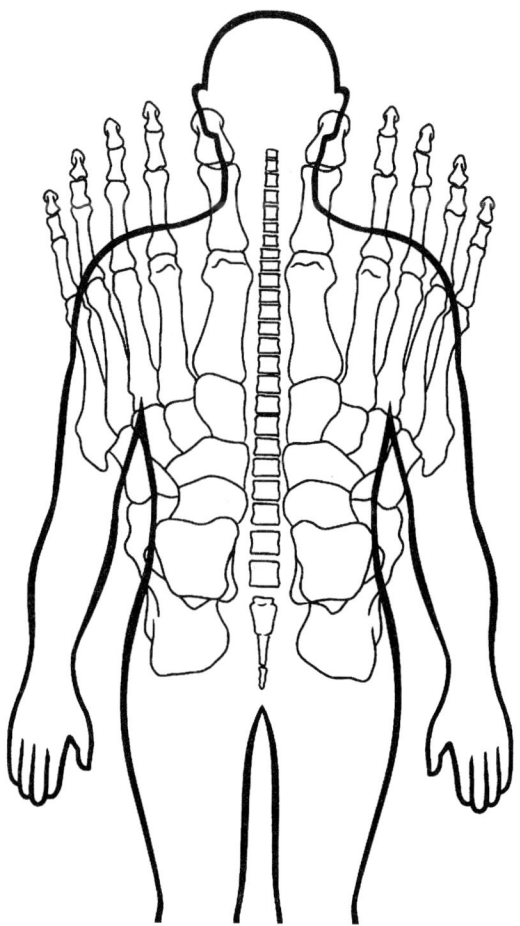

Eine Projektion der Knochenstruktur des Fußes kann auf den menschlichen Körper plaziert werden. Podologen nehmen an, daß Körperdefekte durch eine minimale Manipulation des Fußskelettes beeinflußt werden können. Die Korrektur durch eine Einlegesohle kann Haltung, Gesundheit und Geistesverfassung verbessern.

In der Fußreflexzonentherapie findet man eine Widerspiegelung der Hälfte des Körpers in jedem Fuß.

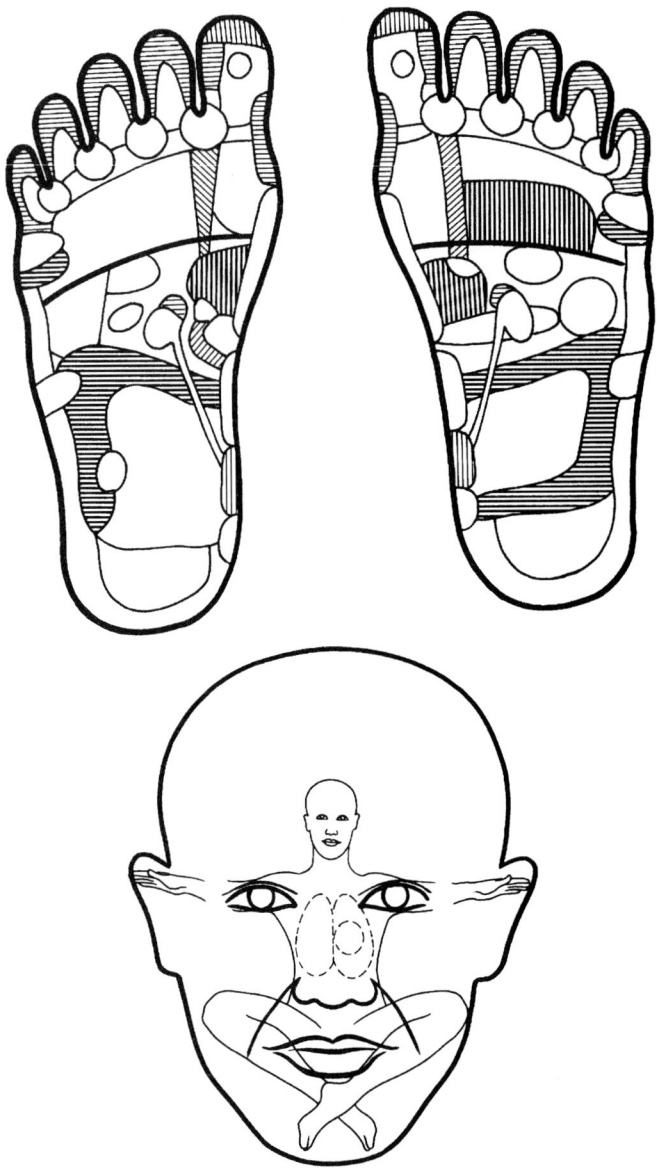

Bei der Gesichtsdiagnostik nutzt man eine Widerspiegelung des gesamten Körpers im Gesicht.

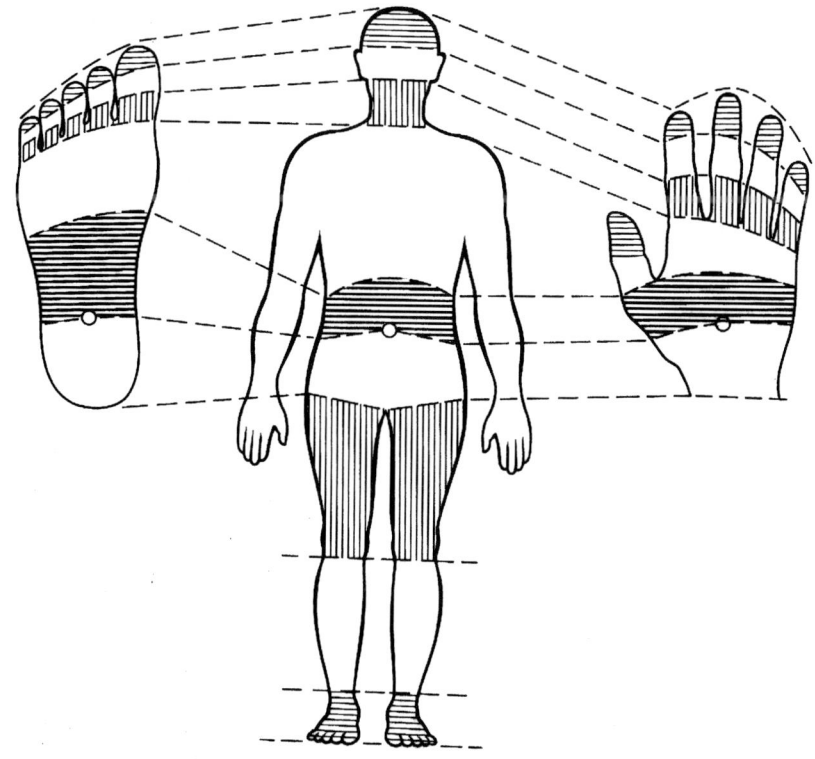

Dr. Randolph Stone, der Begründer der Polaritätstherapie, unterteilt den gesamten Körper in Zonen. Der Körper (Makro) reflektiert in Händen und Füßen (Mikro).

Sogenannte „body readers" in Amerika behaupten, daß physische und psychische Spannungen zum Einnehmen bestimmter Körperhaltungen führen. Durch die Analyse der Auswirkungen kann eine Diagnose der Ursachen gestellt werden.

Nach dem Studium all dieser Theorien komme ich zu dem Schluß, daß **alles** eine Spiegelung von **allem** ist. Die Zehen müssen demnach auch eine Spiegelung des gesamte Körpers sein. Form und Haltung der Zehen könnten also ein Symbol für (abweichende) Energiemuster und ein Spiegel hinsichtlich Spannung in Körper und Geist sein.

Chakren oder Energiezentren

Bis jetzt haben Sie immer noch nichts Konkretes über das Lesen von Zehen erfahren. Aber halten Sie durch! Etwas Theorie und Erklärung sind unbedingt für ein Verstehen der Materie nötig.

Wenn ich persönlich Ihre Zehen lesen würde, ginge es anders zu. Sobald Sie Ihre Füße entblößen, sehe ich, was für Füße zum Vorschein kommen und kann eine erste Analyse geben. Wenn man das Zehenlesen beherrscht, ist es möglich, in ein paar Sätzen das Seelenleben einer Person aufzudecken. Fast immer ist der erste Eindruck richtig. Ob ich diese Person nun früher gesehen habe oder nicht, tut nichts zur Sache. Sogar von einem Foto kann man sehr gut zehenlesen, obwohl das einschränkend wirkt. Man kann auf einem Bild nämlich nicht sehen wie beweglich ein Zeh ist und kann auch nicht unter den Zeh schauen.

Die häufigste Reaktion von Menschen, deren Zehen gelesen wurden, ist: „Wie kannst du so viel von mir wissen, obwohl du mich überhaupt nicht kennst?" Es ergeht einem Zehenleser nicht anders als Astrologen oder Handlesern. Nach ein paar korrekten Beobachtungen ist die Neugierde geweckt, und man erhält Aufmerksamkeit. Zehenlesen wirkt wie das Schreiben einer packenden Geschichte. Zuerst eine schockende Überschrift, dann eine fesselnde Eröffnung und erst danach folgt die detaillierte Ausarbeitung.

Beim Verfassen dieses Buches bleibt für mich das Problem, daß ich Sie nicht mit ein paar treffenden Beobachtungen und Bemerkungen über Ihre inneren Regungen überraschen kann. Hierdurch würden Sie gefesselt und verführt werden, dieses Buch in einem Zug zu Ende zu lesen. Ich kann Ihre Füße nicht sehen, ich kann Sie nicht mit der Mitteilung einlullen, daß Sie streßgeplagt sind und immer gleich aufbrausen, wenn Ihnen etwas nicht gefällt, oder daß gerade Sie ein gleichmütiger Mensch sind, der sich alles gefallen läßt.

Letzteres hätte ich Ihnen gesagt, wenn ich gesehen hätte, daß Ihre großen Zehen in eine Spitze zulaufen. Meine liebste Freundin hat solche Zehen (bitte nicht zu verwechseln mit meiner Frau Margriet). Sie hat schöne Zehen, durchweg gerade nach vorn gerichtet, aber mit ihren großen Zehen steht es nicht zum Besten. Sie ist ein beherrschter Mensch, sie frißt alles in sich hinein. Ich habe sie nie weinen sehen. Sie schluckt alles hinunter.

Wird meine Theorie schon etwas deutlicher? Diese Freundin hat seit Jahren Halsprobleme, weil sie die Emotionen, die im Halse beheimatet sind, nicht auf eine Art und Weise verarbeitet, wie sie es tun sollte. Sie hat schon ziemlich herumgedoktert, aber das hilft nicht. Sie sollte ganz einfach eine andere Lebenshaltung annehmen. Aber dabei kann ich ihr nicht helfen. Ich stelle nur fest.

Warum nun wieder so eine lange Einleitung? Ich hoffe, daß durch das Nennen von Beispielen und durch das Erzählen, wie Zehenlesen bei mir wirkt, die gesamte Materie zu leben beginnt.

Nun benötigen wir noch etwas Basistheorie. Zuerst werden wir die Chakren abhandeln. Chakra bedeutet im Sanskrit „Rad". Mit diesem Ausdruck werden die fünf physischen Energiezentren im Körper angedeutet (nachfolgende Abbildung). Die Chakren sind das Synonym für die fünf Früchte am Baum der Erkenntnis im Garten Eden. Es sind die Punkte, wo sich die männliche Yang- und weibliche Yin-Energie umeinander in einem Mahlstrom wie ein Rad um die eigene Achse im Kreise drehen. Wenn Sie sich mit östlicher Heilkunde beschäftigt haben, ist Ihnen dieses Phänomen bekannt. Für den Fall, daß Sie sich hiermit nicht auskennen, erkläre ich hier kurz das eine oder andere.

Mit dem geistigen Chakra, das sich in unserem Kopf zwischen den Augenbrauen befindet, werden wir uns nicht beschäftigen, weil wir dazu in den Füßen keine Spiegelung finden. Das Paradies, das Gleichgewicht, und die absolute Harmonie sind vollkommen. Diese Energie ist nicht irdisch und wird nicht in der Materie, in der Schöpfung oder im Menschen angetroffen. Die fünf physischen Chakren sind die Zentren, in denen Emotionen ihren Ursprung finden.

Im Kehlkopf, im Halsgebiet hat das Chakra seinen Sitz, das mit dem Äther, der dünnsten Energieform, verbunden ist. Hier stoßen wir auf **Kummer** und **Freude**. Beide sind unlöslich mit dem Leben verbunden und können einander manchmal im schnellen Tempo abwechseln: himmelhoch jauchzend, zu Tode betrübt. Vom Kummerkloß im Hals bis zum vor Freude Jubeln. Freude und Kummer werden in unserer westlichen Gesellschaft nicht gleichwertig geschätzt. Mit Freude hat man im allgemeinen wenig Mühe. Bei Kummer liegt das deutlich anders. Dennoch muß er, wie alle anderen aufkommenden Emotionen, unbehindert geäußert werden können. Das laute Weinen während einer Trauerfeier bei verschiedenen Völkern wird in der westlichen zivilisierten Welt als entsetzlich übertrieben aufgefaßt. Dieses laute Weinen hat aber eine äußerst positive Funktion: der Kummer muß zuerst heraus, bevor wieder Platz für Freude ist.

Wer den Kummer in sich hineinfrißt und herunterschluckt, bekommt – wie meine Freundin – unerbittlich Probleme. Ausdrücke wie „einen Kloß im Hals haben", haben eine deutlich tiefere Bedeutung. Sehen Sie nur, wie Menschen auf Beerdigungen mit einem „Kloß im Hals" tapfer die Tränen hinunterschlucken. Wenn eine Emotion lange aufgestaut bleibt, wird diese Energieform dickflüssig, kristallisiert sich sozusagen und setzt sich an der Stelle fest, wo die Emotion entstanden ist. Es stellt sich heraus, daß dieser Prozeß sich auch in verschiedenen Reflexpunkten, unter anderem im Fuß, nachvollzieht. Der Reflexpunkt wird dann schmerzhaft. Wir haben entdeckt, daß der Stand der Zehen sich während des Kristallisationsprozesses verändert. Was sich im Halsgebiet abspielt, wird sich im großen Zeh widerspiegeln. Nach der Verarbeitung von Freude oder Kummer entsteht immer eine Leere. Jeder von uns kennt das

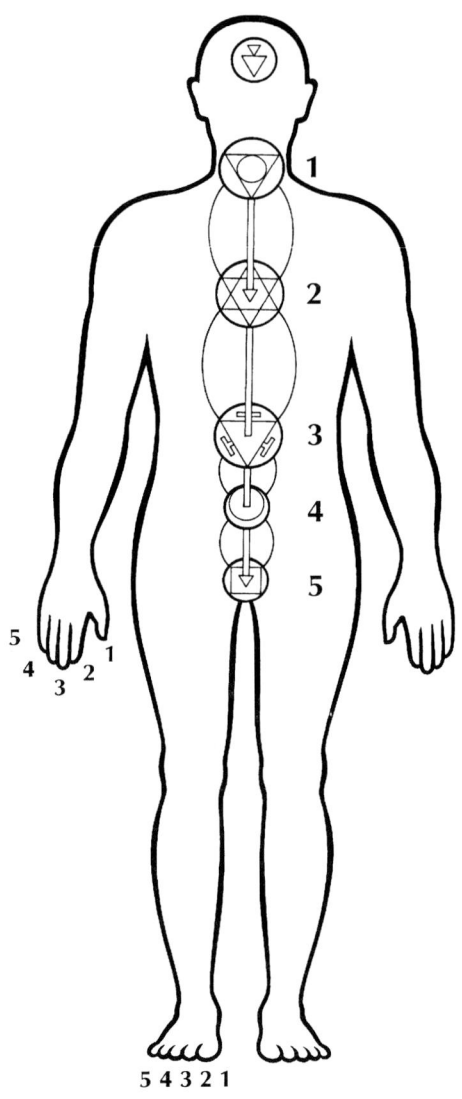

Element	rechts männlich	links weiblich
1 Äther	Freude	Kummer
2 Luft	Wunsch	G37
3 Feuer	Aggression	Kreativität
4 Wasser	Zuneigung	Liebe
5 Erde	Angst	Vertrauen

leere Gefühl nach einem Weinkrampf oder nach einem sprühenden Fest, wenn man wieder allein ist. Die Leere, die im Äther entsteht, wird automatisch mit neuen Energien aus dem Herzchakra aufgefüllt.

Wenn wir hinuntersteigen, finden wir in der Brust das Herzchakra. Dieses Chakra ist mit dem Element Luft verbunden. Hier haben **Wunsch** oder **Verlangen** (rechts) und der Gegenpol **Gefühl** (links) ihren Sitz. Jemand, der verletzt wurde, fühlt „sein Herz gebrochen, es geht ihm zu Herzen". Der Ausdruck „mein Herz läuft über vor Verlangen" stammt auch aus dem, was sich im Herz- oder Luftchakra abspielt. Derjenige, der mit der Energie im Herzchakra etwas weniger natürlich umgeht, kann in einem bestimmten Moment das Gefühl haben, buchstäblich keine Luft mehr zu bekommen. Bei chronischen Blockaden im Herzchakra treten manchmal Herz- und Lungenerkrankungen auf. Das Luftchakra wird mit den beiden zweiten Zehen in Verbindung gesetzt.

Unterhalb des Herzzentrums liegt das Sonnengeflecht. Dieses Feuerzentrum ist ein starkes Chakra, in dem die schöpfende Energie entsteht. Hier vibrieren **Aggression** und **Kreativität**. Wünsche, Verlangen und Kreativitätsäußerungen brauchen Feuerenergie oder Aggression, um in die Realität umgesetzt zu werden. Kreativität finden wir links und Aggression befindet sich auf der rechten Seite bei Galle und Leber. So entstanden die Ausdrücke wie „etwas auf der Leber haben" und „Galle spucken". Wenn jemand etwas auf der Leber hat, sitzt seine Aggression noch fest, aber derjenige der „Galle spukt," läßt sie schön heraus und hat keine Probleme mehr.

Soweit mir bekannt ist, findet sich für Kreativität leider weder in der holländischen noch in der deutschen Sprache eine volkseigene Ausdrucksweise. Was es aber mit ihrem Feuer auf sich hat, kann auch ohne Redensarten aus dem Stand der mittleren Zehen abgelesen werden.

Nun kommen wir tief im Bauch zu dem Wasserchakra, dem Synonym für **Liebe** und zugleich für **Zuneigung**. Wer zu leidenschaftlich liebt, kann sich manchmal sehr stark an etwas oder jemanden festklammern. Wer aufrecht liebt, wird auch im Stande sein, den Gegenstand seiner Leidenschaft wieder loszulassen. Ausgeglichene Mütter geben ihren Kindern aus Liebe ausreichend Freiheit, um sich zu entfalten. Schön gerade vierte Zehen deuten darauf hin, daß diese Person das Yin und das Yang des Wasserchakren im Gleichgewicht hält. Mütter, die sich nicht von ihren heranwachsenden Kindern trennen können, bekommen buchstäblich krumme Zehen, wenn ihr Augapfel, das Objekt ihrer Sorge, letztendlich doch das Nest verläßt. Sie besuchen auffällig oft wegen Bauchschmerzen das Sprechzimmer von Ärzten. Wenn Liebe in Besitzergreifung umschlägt, verändert sich die extreme Form von Zuneigung in Eifersucht.

Bleibt noch das Erdchakra am Steißbein. Wir sind jetzt an einem Punkt angelangt, wo subtile Energie zu einer festeren Form kristallisiert ist. **Optimismus**, **Vertrauen** in die Zukunft und **Angst** werden hier gefunden, aber auch die irdischen Äußerungen von Liebe, nämlich Sex. Vielleicht berührt es Sie etwas seltsam, daß Sex und Vertrauen in einem Zeh zusammen gespiegelt werden. Sie sollten sich aber im Klaren sein, daß in dem Moment, wo ein sexueller Höhepunkt erreicht wird, auch ein Moment der absoluten Wehrlosigkeit entsteht. Hier ist kein Platz für Gedanken. Kurz vor und während eines sexuellen Höhepunktes ist man wehrlos und muß Vertrauen haben. Ohne Vertrauen kann Sexualität nicht verarbeitet werden, deshalb gehören sie zusammen.

Ein Mangel an Vertrauen ist eine Unsicherheit, die im schlimmsten Fall zu Angstgefühlen führen kann. Um klar zu machen, wo wir das Phänomen Angst plazieren sollten, gibt es die Ausdrücke „mit dem Schwanz zwischen den Beinen abhauen" und „vor lauter Angst in die Hose machen". Unsicherheitsgefühle und Versagensängste können auch durch eine aufgeblasene Haltung und mit viel leerem Geschwätz überspielt werden. Wenn ich – wie im Vorwort beschrieben – einen gockelhaften Macho mit geschwellter Brust über den Strand laufen sehe, wette ich mit 99 %iger Sicherheit, daß Angst und Unsicherheit über die eigene Persönlichkeit und im Bett vorhanden sind. Seine weggedrückten, versteckspielenden kleinen Zehen zeigen dies auch deutlich. Am Stand dieser Zehen kann man ablesen, wie ein Mensch mit Angst, Sexualität, aber auch mit Optimismus und Vertrauen umgeht.

Alle männlichen, intellektuell angesteuerten Emotionen befinden sich rechts im Körper und im Fuß. Die weiblichen, intuitiv eingegebenen Emotionen befinden sich links. In den Chakren kreuzen sich diese zwei Polaritäten oder Lebensströme. Wenn Yin und Yang miteinander im Gleichgewicht sind, besteht Gesundheit und Harmonie.

In dem Moment, in dem die Energieströme blockiert werden, häuft sich die Energie an, wird dick, kristallisiert und verursacht Schmerzen im Körper und in den Zehen. Je länger die Emotionen festgehalten werden, desto härter wird die Stelle und desto heftiger wird sich der Schmerz manifestieren. Zur gleichen Zeit werden die Zehen krummer und schiefer. Der gute Zehenleser kann einen Spiegel vorhalten. Ob die betreffende Person danach ihr Verhalten ändern wird? Diese Entscheidung ist ihr oder ihm vorbehalten.

Stand der Zehen –
Spiegel des Inneren

Wenn ich sage, daß stabile Menschen schöne, regelmäßig geformte Füße haben und innerlich zerknitterte Typen buchstäblich mit krummen Zehen herumlaufen, höre ich immer, daß ich Unsinn erzähle. Meine Kritiker sind der Meinung, krumme Zehen entstehen durch das Tragen verkehrter Schuhe, und Regungen der Seele haben damit nichts zu tun. Von solchen Sprüchen lasse ich mich nicht aus dem Gleichgewicht bringen. Meiner Meinung nach gibt es sogar eine deutliche Verbindung zwischen Charakter, Benehmen sowie Lebenshaltung und der Wahl bestimmter Schuhe. Ich weise dann darauf hin, daß sich chinesische Männer in grauer Vorzeit einfallen ließen, Frauen mit kleinen Füßen wären der Gipfel an Schönheit. Damit diesem Schönheitsideal Folge geleistet werden konnte, wurden die Füße junger Mädchen eingewickelt, so daß das Wachstum eingeschränkt wurde. Generationen lang haben sich chinesische Frauen auf diese Art und Weise den Idealen untergeordnet, die von den chinesischen Männern ausgedacht waren. Die Herren wußten genau, was sie taten!

Menschen, die ihre Füße beim Gehen nicht normal abrollen können, vermissen buchstäblich eine standfeste Basis. Die Verlagerung kostet Mühe, weil man sich fortwährend im Gleichgewicht halten muß. Dadurch bekommt man einen unsicheren Gang. Wenn man sich immer auf das Halten des Gleichgewichts konzentrieren muß, bleibt weniger Aufmerksamkeit für andere Dinge. Das Laufen in unbequemen Schuhen kostet soviel Energie, daß wenig für andere Aktivitäten übrigbleibt. Nach einem mit Einkaufen auf „hohen Absätzen" verbrachten Nachmittag hört man: „Jetzt aber ein schönes Fußbad und dann nichts mehr, ich bin nämlich kaputt." Das ist der Preis für „Schönheit". Der Ausdruck „Wer schön sein will, muß leiden", kommt nicht von ungefähr. Jemand, der längere Zeit sinnlosen Schmerz erfahren hat, wird wissen, daß das Innere und die Gedankenwelt dadurch stark beeinflußt werden.

Im übrigen kann unsere westliche Kultur auch etwas über Körpermanipulation aufweisen. Auf Kreta sind Zeichnungen aus der Zeit des Königs Minos gefunden worden, worauf Frauen mit abnormal schmaler Taille abgebildet sind. Diese schmale Taille wurde wahrscheinlich dadurch erzielt, daß sie sich mit Lederriemen einschnüren mußten. Als sich die Damen im achtzehnten und neunzehnten Jahrhundert in buchstäblich atemberaubende Korsetts schnürten, gab es nichts Neues unter der Sonne. Es scheint, daß um die Jahrhundertwende herum auch Männer hieran teilgenommen haben. Mit einem Korsett veränderten sie ihren gesamten Torso derart, daß sie eine breite, männliche Brust bekamen.

Auch in unserer Zeit finden wir noch immer Manipulationsbeispiele im Modebild. Vor allem Schuhdesigner sind in der Lage, Menschen kräftig zu manipulieren. Sie können Menschen eine feste Basis geben oder ihnen diese gerade entziehen. Es gab Zeiten, in denen sie Frauen auf zehn Zentimeter hohen Absätzen mit einer Fläche von nicht einmal einem Quadratzentimeter laufen ließen. Die Trägerinnen solcher Schuhe liefen buchstäblich auf ihren Zehenspitzen, nur um dem Modeideal zu entsprechen. Jemand, der auf seinen Zehen läuft, gibt sein Äußerstes, um sich einer Situation oder einer Person zu unterwerfen. Namentlich in der Prostitution wird diese Art Schuhe noch immer angetroffen. Oft nicht einmal bewußt wird hier ein Bild von Untertänigkeit und Dienstbarkeit vorgespielt.

In dem Buch *Moderne Fußpflege* (Verlag M&P, Weert, Niederlande) las ich folgenden Satz: „Der Kampf zwischen Mode und Gesundheit endet meistens in einem Sieg für die Mode und damit also in einer Niederlage für die Füße." Es gibt aber auch Zeiten, in denen sehr wohl für eine feste Basis für die Füße gesorgt wird. Dann sind die flachen Schuhe wieder in Mode. In den siebziger Jahren gab es plötzlich die Kreppsohle, plump und breit und mit sehr viel Platz für die Zehen. Dieses Bild läuft parallel zu den Entwicklungen in der Gesellschaft. Es wird gegen Macht und Staatsgewalt rebelliert. Man hat mit Autorität, geschweige mit Mode nichts mehr am Hut. Man will selbst entscheiden und erklärt sich für mündig. Punker tragen unter anderem Schuhe mit stählernen Kappen. Es scheint, daß dieser Schuh symbolisch klar macht, daß der Träger unverletzbar ist, auch wenn die Gesellschaft ihm auf den Füßen steht.

Ende der achtziger Jahre stellte sich heraus, daß das Diktat der Mode kaum noch nachvollzogen wird. Das Individuum stand im Vordergrund. Man wollte sich weniger dem Idealbild anpassen und bestimmte selbst, was schön oder häßlich war, oder besser gesagt, das eigene Empfinden kam immer mehr durch. Auf einmal erschienen dann auch wieder flache Schuhe in der Mode. Ein Schuh, der dem Fuß dem maximalen Kontakt mit der Erde erlaubt. Meiner Meinung nach läuft es darauf hinaus, daß derjenige, der sich seine Füße mißbilden und die Zehen krumm manipulieren läßt, jemand ist, der sich Normen und Regeln aufzwingen läßt, die nicht in Harmonie mit seinem Charakter stehen. Krumme Zehen zeigen, wie letztendlich (die Spitze des Zehs) die eigene Energie in den Boden gestampft wird und in die Erde fließt. Dies zeigt eine innere Haltung von Ergebenheit und das Aufgeben von Widerstand gegen das, was als stärker empfunden wird. Das Unterdrücken bestimmter Zehen wird auf die Dauer eine innere Reaktion bewirken. Umgekehrt aber hat es sich immer wieder herausgestellt, daß sich die Zehen auch verändern, wenn sich jemand innerlich verändert, auch im höheren Alter.

Die Entwicklung des Fußes

Zwischen dem achtzehnten und einundzwanzigsten Lebensjahr wird die Entwicklung der Knochenstruktur der Füße abgeschlossen. Die Fußbildung läuft also parallel zu dem Prozeß des körperlichen Erwachsenwerdens. Wenn der Mensch ausgewachsen ist, ist es der Fuß auch. Trotzdem bleibt der Fuß und besonders die Zehen in Bewegung, solange das Innere sich auch ändert.

Bei Babyfüßen kann man sehr deutlich sehen, daß der vordere Fußteil breit ist und die Ferse schmal, daß die Zehen also viel Platz brauchen. Das Tragen von zu engen Söckchen, zu knappen Schühchen oder ein zu stramm sitzendes Strampelhöschen kann das Wachstum des Fußes nachteilig beeinflussen. Freie Füße können sich am besten entwickeln. Wie schön es auch aussehen mag, der Trend, Kindern bereits im Laufstall sportliche Joggingschuhe anzuziehen, bildet die Basis zur Einschränkung der Kindesenergie. Das Wachstum von Kinderfüßen darf nie eingeschränkt werden. Eltern sollten wissen, daß Kinderfüße noch so weich sind, daß sie selten schmerzen, wenn sie in zu engen Schühchen eingepfercht werden. Ein Kind wird sich also nicht so schnell beschweren. Dennoch gibt es Kinder, die schon in jungem Alter in einem so guten Kontakt mit sich selbst stehen, daß sie sich unter keinen Umständen engsitzende Schuhe anziehen lassen. Ich nenne das Beispiel zweier Brüder, von denen der eine zehn, der andere fünf Jahre alt ist. Es ist mitten im Winter und es liegt hoher Schnee. Die zwei Jungen spielen draußen und tragen ihre normalen Lederschuhe. Irgendwann werden sie von ihrer Mutter hereingerufen, um eine Tasse Tee zu trinken. Als sie wieder hinauswollen, stellt sich heraus, daß die Lederschuhe total durchweicht sind. Die Mutter besteht darauf, daß ihre Söhne Stiefel anziehen. Der Älteste meckert, daß die zu klein sind, weil sie aus dem vorigen Jahr stammen. Er zieht sie dennoch an und geht hinaus zum Spielen. Der Jüngste probiert seine Stiefel, beurteilt sie als zu klein und will seine nassen Schuhe wieder anziehen. Das wird ihm verboten, weshalb er sich entschließt, drinnen zu spielen. Als seine Mutter einen Moment nicht aufpaßt, flitzt er hinaus und spielt in Socken weiter im Schnee. Weder nasse Schuhe, zu kleine Stiefel noch ein Verbot haben ihn abhalten können. Sein Bruder spielt den ganzen Nachmittag weiter mit den viel zu engen Stiefeln an seinen Füßen.

Zehen bringen mich öfter aus der Fassung. Manchmal verschlägt es mir bei so viel Liebe oder Aggression, Kummer oder Angst die Sprache. Manchmal haben Füße mich gerührt. Als es einmal geschah, habe ich einen Weinkrampf bekommen. Das war, als eine Kollegin mir ein Bild von den Füßen ihres neugeborenen Sohnes zeigte. Ich habe nie davor und auch nicht später solche ebenmäßigen Füße gesehen. Sie waren total symmetrisch und hatten kerzengerade Zehen, von denen man die Superbeweglichkeit ablesen konnte. Es war nirgendwo eine Verbreiterung oder eine Verschmalerung zu sehen, und sie hatten einen perfekten Nagelwuchs mit fast eckigen Enden. Ich war wie vom Donner gerührt. Dieser Junge war mit einem unerhörten Gleichgewicht auf die Welt gekommen. Das Kind, prophezeite ich, wird vom Anfang seiner Geburt an das machen, was es will. Es wird sich von nichts oder niemandem einschränken lassen. Die Beweglichkeit der Füße, die von der Mutter bestätigt wurde, deutet auf ein großes Talent hin, Menschen und Dinge nach eigenen Vorstellungen zu beeinflussen. Ich war doppelt gerührt, als ich mir vorstellte, was ein derartiges Kind für die Eltern bedeutet: Von Anfang an mit einem Charakter konfrontiert zu werden, der keinen Fußbreit weicht. Während der gesamten Erziehungsperiode sich jedesmal fragen zu müssen, ob es vernünftig ist, was man vorschreibt oder verbietet. Denn wenn das Kind meint, daß es am besten um elf Uhr schlafen gehen sollte, wird man als Eltern einen großen Hammer und einen Liter Chloroform mitbringen müssen, um das Kind zu einem früheren Zeitpunkt in Orpheus Arme zu schicken. Es wird weiter quengeln, bis es elf Uhr ist und erst dann seinen Widerstand aufgeben und ins Bett gehen. Für ein solches Kind gelten keine allgemeinen Regeln, es gelten nur der eigene, innere Rhythmus und die Entfaltung der Kräfte.

Jetzt, sechs Jahre später, höre ich noch regelmäßig von Christiaans Mutter, wie korrekt die erste Beobachtung war. Christiaan ist ein besonders ausgeglichener, nicht oder kaum beeinflußbarer Bursche. Er begann zu sprechen, als er zwei Jahre alt war. Offenbar sehr bewußt, denn er versuchte nicht zuerst, wie die meisten Knirpse, Wörter zu brabbeln, um danach weiter zu üben. Nein, er produzierte von Anfang an Sätze, die außerdem grammatikalisch korrekt waren. Er wird es weit bringen. Seine Eltern können schon jetzt stolz auf ihn sein. Von ihnen wird aber sehr viel Anpassungsvermögen verlangt, denn ihr Christiaan war von Geburt an der Herr im Haus. Eine solche Tatsache mit einen Blick wahrnehmen zu können, rührt mich.

Eine Formveränderung der Füße wird im übrigen nicht immer durch äußere Einflüsse verursacht. Manchmal wird ein Kind mit abweichenden Füßen und Zehen geboren. Ich kenne einen grenzenlosen Optimisten, der mit zwei kleinen Zehen am linken Fuß geboren wurde. Er ist jemand, der dir heute erzählt, daß er am nächsten Tag in Urlaub fährt, aber kein Geld hat und auch nicht weiß, wohin er gehen wird. Wenn man ihn dann am folgenden Tag anruft, stellt sich heraus, daß er nicht da ist. Einen Monat später taucht er mit den unwahrscheinlichsten Geschichten wieder auf: „… auf einem Schiff gearbeitet, von einem Millionär eingeladen, … usw." Prüft man die Geschichten nach, stimmen sie auch. Dieser Mann hat einen doppelten Optimismus und Vertrauen in die Zukunft.

Welcher Zeh hat welche Bedeutung?

Beim Zehenlesen gehen wir davon aus, daß jeder Zeh eine bestimmte Emotion oder Energie reflektiert. Form und Stand der Zehen zeigen, wie jemand mit seinen Energien umgeht, oder wie es sich mit seinen Chakren verhält.

Nur noch ein klein wenig ist nötig, dann werden Schuhe und Socken ausgezogen, und wir können an die Arbeit gehen – dann wird es erst lustig. An den eigenen Füßen kann man sehen, was mit einem los ist.

Die großen Zehen vertreten das Element Äther. Die danach folgenden Zehen stehen für Luft, Feuer, Wasser und Erde. Luft, Feuer, Wasser und Erde kommen in der Schöpfung vor. Die Schöpfung selbst ist der Äther.

Wenn wir diese Elemente den dazugehörenden Emotionen (siehe Kapitel **Chakren oder Energiezentren**) zuordnen, ergibt sich die Darstellung in der untenstehenden Abbildung.

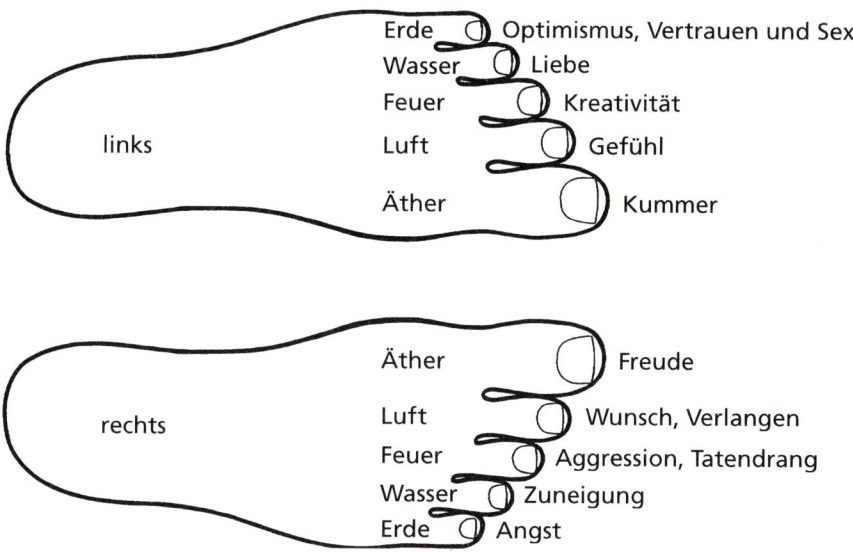

Die Elemente Luft, Feuer, Wasser und Erde können sich nur manifestieren, wenn sie in den Äther gebracht werden. Ein Beispiel: Man weiß nie, ob jemand böse ist, bis er seinen Ärger äußert. Die Aggression muß in den Äther gebracht werden. Es gibt zwei Arten, dies zu tun. Die direkte Art ist die, bei der die Aggression gleich in den Hals gelangt, um loszuschreien (Yang, rational) oder vor Wut zu heulen (Ying, emotional).

Durch indirekte Reaktionen wird verarbeitet. Die Aggression geht vom Sonnengeflecht (das Feuerzentrum) zum Bauch- und Steißchakra und erreicht über den natürlichen Energiekreislauf auch in Äther (s. Abb.).

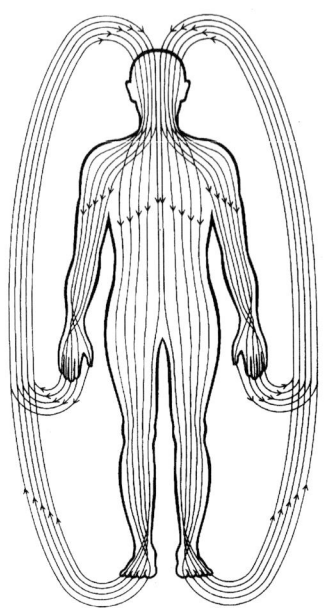

Diese verzögerte Reaktion kann milder sein, weil die Emotion in der Zwischenzeit verarbeitet werden konnte. Wenn aber hier oder da noch andere verdrängte Aggressionen vorhanden sind, wenn jemand noch etwas „auf der Leber" hat, können diese Agressionen mit gelöst werden. Dadurch entsteht eine Reaktion, die manchmal unverhältnismäßig heftig sein kann.

Ohne den anderen Zehen zu nahe treten zu wollen, können wir feststellen, daß der große Zeh sehr wichtig ist. Der Stand dieses Zehs, die Form und das Verhältnis zu den anderen Zehen erzählt uns schon sehr viel über den Besitzer.

Die großen Ätherzehen

Wenn ein Fuß wie in Abbildung A aufgebaut ist, spricht man von völliger Harmonie zwischen dem Äther und den anderen Elementen. Alle Energien können auf eine gleichgewichtige Art in den Äther gebracht werden. Der große Zeh ist hier sozusagen die Summe der übrigen Zehen. Bei einem solchen Fuß kann man ein Lineal entlang der Zehen legen.

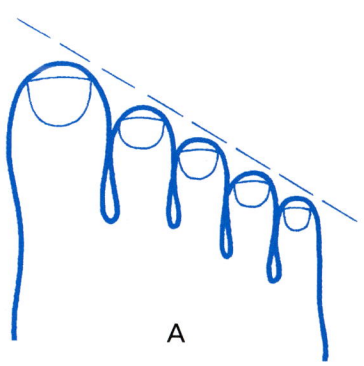

A

Werden Sie mit einem großen Zeh wie in Abbildung B konfrontiert, dann handelt es sich um einen Menschen mit relativ kleinem Äther. Der große Zeh ist im Verhältnis zu den übrigen zu kurz. Der Äther ist zu beschränkt. Weil die Verhältnisse nicht im Gleichgewicht sind, ergibt sich bereits bald ein Chaos. Wenn zu viel Information aus den anderen Zehen, den anderen Energiezentren, in den Äther will, ergeben sich Staus. Will der Eigentümer dieser Zehen alles äußern, was sich in seinem Denken und seinem Gefühl abspielt, ergibt sich ein Chaos. Die Energien werden sich gegenseitig verdrängen, um als erste in den Äther zu gelangen. Wir haben es hier mit jemandem zu tun, der vom Hundertsten ins Tausendste kommt. Ein solcher Mensch kann uns mit zwanzig Ideen gleichzeitig überladen und ist wahrscheinlich schon dabei, mindestens die Hälfte davon gleichzeitig auszuführen.

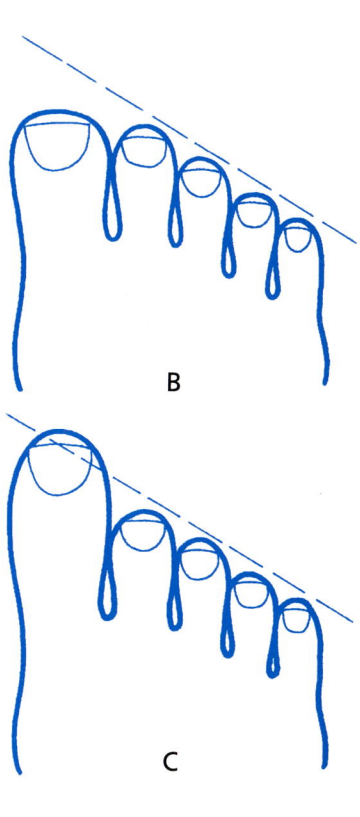

B

C

Ein überproportional großer Zeh (Abb. C) zeigt, daß hier von einem zu großen Äther die Rede ist. Die Energien, die sich in dem Zeh sammeln, schwimmen hinein. Sie gehen nicht strukturiert hindurch. Ein Mensch mit solchen Zehen redet ständig. Es ist nicht wichtig, worüber sondern daß geredet wird. Diese verbalen Explosionen basieren selten auf nüchternem Realitätsgefühl.

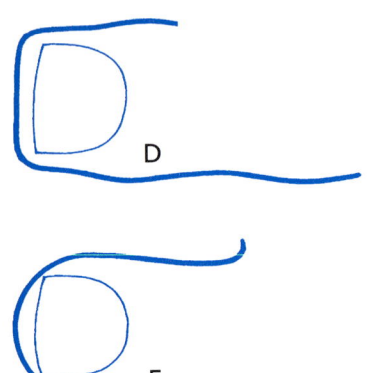

Ein großer Zeh mit einer rechtwinkligen Form wie in Abbildung D gehört zu jemandem, der kein Blatt vor den Mund nimmt.

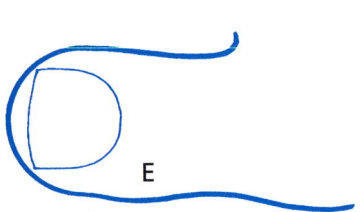

Abbildung E zeigt den Zeh eines Menschen, der die scharfe Seite seiner Äußerungen abschmirgelt, bevor er sie in den Äther bringt. Das Resultat ist ein freundliches, relativierendes und taktvolles Benehmen.

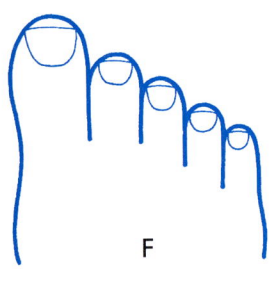

Am natürlichsten ist es, wenn alle Zehen in direktem Kontakt zueinander stehen wie in Abbildung F. Auf diese Art fließt die Energie geschmeidig von einem Chakra in das andere.

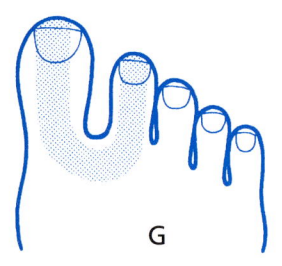

Bei Abbildung G findet eine deutliche Umleitung statt. Der große Zeh steht isoliert von den restlichen. Jemand mit einem derartig alleine stehenden großen Zeh braucht Zeit, bevor er sich äußern kann. Je größer die Lücke zwischen dem großen Zeh und den anderen Zehen ist, desto weniger wird die Außenwelt Teilhaber seiner Gedanken und Empfindungen sein. Die punktierte Fläche symbolisiert die Umleitung, die die Energie nehmen muß, bevor sie im Äther ankommt.

Zehen-Vademekum

Was für Zehen können wir vorfinden und was drücken sie aus?

1. Abgeflachtes äußeres Ende. Das bescheidene, aber nachdrückliche Hervorbringen von Gefühlen oder intellektuellen Erwägungen.

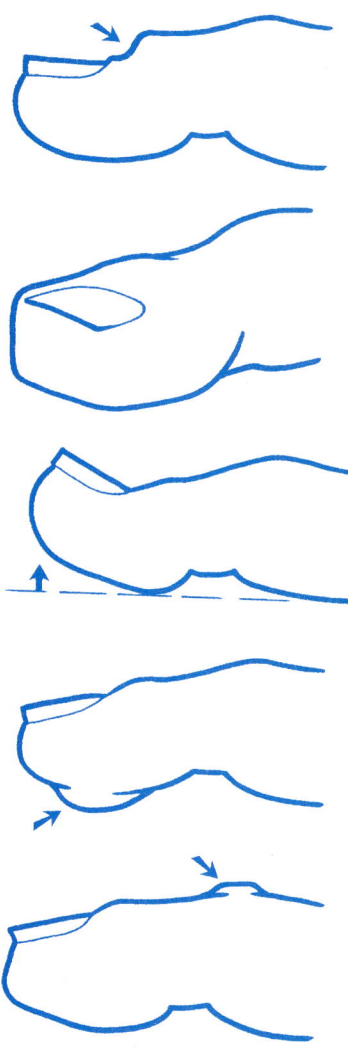

2. Blockform. Die Energie, die sich in einem Zeh mit Blockform widerspiegelt, wird schließlich auch wie ein Block dargestellt. Sie ist unverkennbar, ungefügig und verbissen, dominant vorhanden. Die Botschaft lautet: Hier gibt es nichts zu handeln, zu biegen oder zu brechen.

3. Traumzeh. Bei einem Traumzeh ruht das Ende nicht auf dem Boden. Dieses Muster verrät Tagträumerei, Phantasie und die Fähigkeit, sich der Wirklichkeit zu entziehen.

4. Tropfen. Ein Zeh mit einem Tropfen darunter, entzieht sich dem Wahrnehmer. Es ist viel versteckte Energie vorhanden, die nicht zutage gebracht werden möchte.

5. Hornhautverdickungen. Hornhautverdickungen bedeuten, daß den Augen eine Emotionsäußerung teilweise entzogen wird. Wer etwas tut, wovon man aus irgendwelchen Gründen meint, daß es sich nicht gehört, weist oft Hornhautbildung an der Stelle des Zehs auf, die zu der jeweiligen Äußerung gehört.

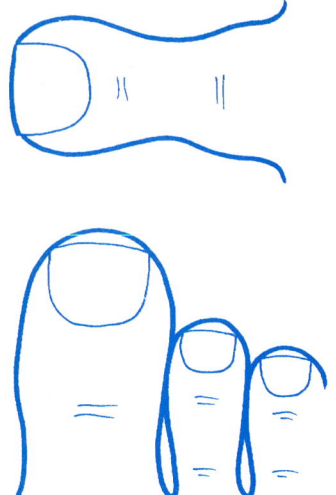

6. Flaschenhals. Ein Zeh mit einer Flaschenhalsform sieht etwas „gekniffen" aus. Die Form zeigt, daß die Energie zeitweilig behindert wird und sich verhält wie der Verkehrsfluß an einem Engpaß. Der Energiefluß wird gehemmt.

7. Kräftige große Zehen. Menschen mit kräftigen großen Zehen haben ein ziemlich stark entwickeltes Verbalisierungsvermögen. Sie reden oft und viel.

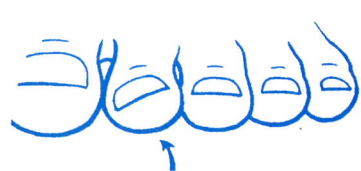

8. Drehzeh. Ein Drehzeh gibt an, daß „unterwegs" die Richtung geändert wird. Bei einem Drehzeh wird anfänglich (an der Wurzel) erkennbar reagiert, aber später die Richtung geändert. Die Außenwelt erkennt die ursprüngliche Energie nicht mehr. Die ursprünglich gezeigte Energie wird verneint und als von woanders herkommend gezeigt.

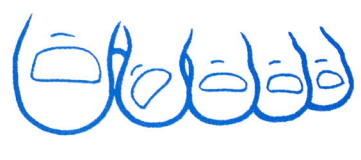

9. Gekantet. Hier wird etwas anderes präsentiert als innerlich gelebt wird. Eine Verkantung ergibt ein anderes Benehmen, ein anderes Umgehen mit Energie als ursprünglich gemeint war.

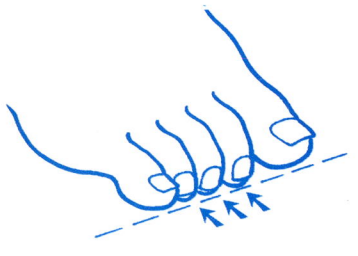

10. Gekrümmt. Zehen, die so krumm stehen, daß sie sich entlang der Linien (großer Zeh – kleiner Zehe) fügen, weisen auf passive Manipulation hin.

11. Angespannter Zeh. Ein Zeh, der sich angespannt anfühlt, gibt an, daß eine starke Veränderung im Gange ist: Der Versuch, ein Muster zu ändern. Oft hat ein solcher Zeh, bedingt durch erhöhte Aktivität und Energie, auch eine andere Farbe, als die übrigen Zehen.

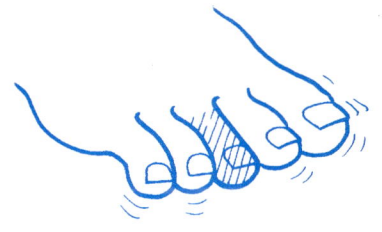

12. Eilzeh. Ein Zeh, der von der rechten Bahn abweicht und sich dem kleinen Zeh zuneigt, zeigt, daß die Vergangenheit keine Rolle mehr spielt und für die Zukunft Eile notwendig wird. Pfuschen, damit ein Ziel schnell erreicht wird.

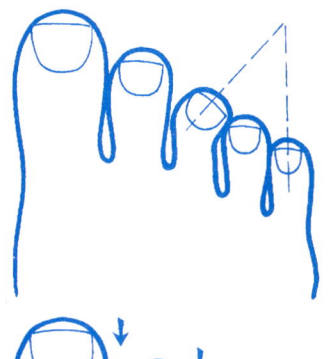

13. Lücke. Eine Lücke, größer als ein Keil, zeigt, daß zwei Energien nicht oder kaum miteinander kommunizieren.

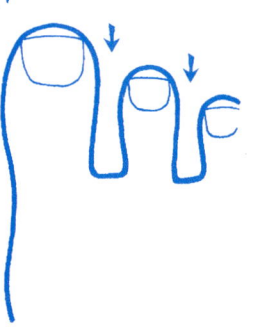

14. Kantiges Ende eines Zehs. Dies deutet darauf hin, daß Energie kompromißlos nach außen gebracht wird. Keine Lust auf Takt. Wenn sich jemand daran stößt, ist er selbst schuld. So bin ich und möchte nichts daran ändern.

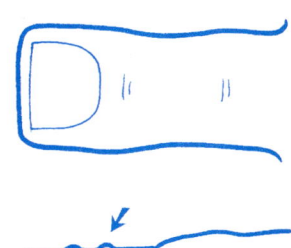

15. Waagerechte Rippen auf den Zehennägeln. Wogende Bewegungen in der Emotionalsphäre. Die Energie, die an den gerippten Nagel gekoppelt ist, verursacht emotionale Instabilität.

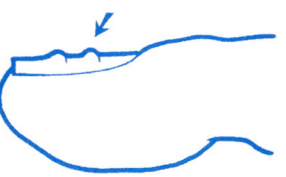

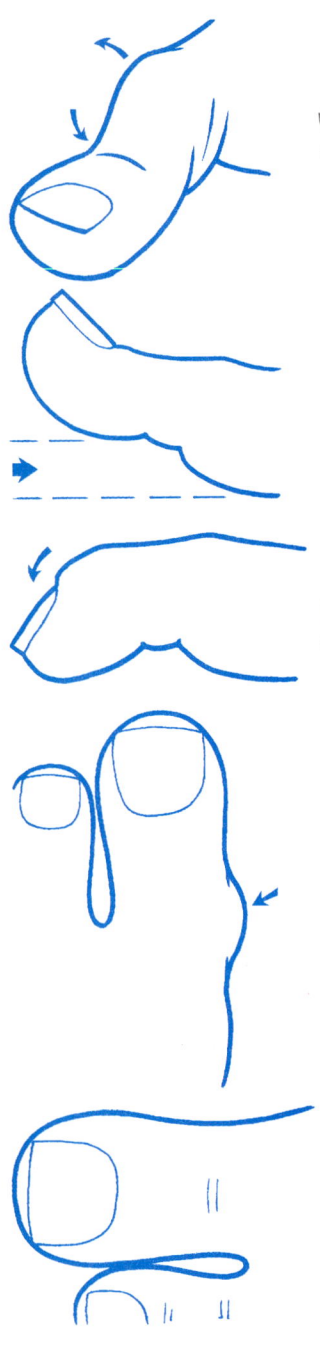

16. Eingezogener Zeh (oder die Neigung dazu). Wie weit jemand Energien beeinflussen, Äußerungen oder Mitteilungen verzögern kann, ist von dem Vermögen bzw. dem Unvermögen, Zehen einzuziehen, ableitbar.

17. Jubelzeh. Ein Jubelzeh zeigt aufwärts. Der Zeh ist nicht mit der Erde verbunden. Dies führt zu unbegründeten Argumentationen, Phantasien und Träumereien. Dieser Jubelstand bringt keine Probleme und wird oft als eine willkommene Möglichkeit erfahren, um der harten Alltagswirklichkeit zu entfliehen.

18. Kralleffekt. Dieser Effekt tritt auf, wenn die Außenwelt Zurückhaltung aufzwingt, oder man erfahren hat, daß jemand mit dominanter Kraft aus der Außenwelt bestimmte Äußerungen nicht akzeptiert.

19. Verdickung an der Wurzel des großen Zehs (seitlich). Dies deutet auf ein Sich-Unterordnen, auf Hilfsbereitschaft hin. Wenn die Verdickung stark ausgeprägt und zusammen mit einer Fehlstellung des großen Zeh auftritt (man spricht dann von einem Hallux valgus), geht dieses Unterordnen zu Lasten der Persönlichkeit. Es deutet an, daß die eigenen Belange denen anderer untergeordnet werden.

20. Linker Ätherzeh. Über den linken Ätherzeh werden alle weiblichen Gefühle nach außen gebracht. Zum linken Ätherzeh gehört der Ärger.

21. Nicht erdverbunden. Ein Zeh, der nicht mit der Erde verbunden ist, ruht mit dem Endglied nicht auf dem Boden. Die Energie, die zu einem Zeh gehört, wird nicht aus rationellen Gründen geäußert. (Jemand mit einem nicht erdverbundenen Zeh kann nicht erklären, warum er böse wird.) Für die Außenwelt sind es unverständliche Äußerungen. Kann der Zeh zusätzlich so bewegt werden, daß er aufwärts zeigt, deutet das auf die Tendenz, ins Blaue hinein zu phantasieren und zu Tagträumen zu neigen.

22. Untertauchender runder Zeh. Ein runder Zeh, der unter einen anderen Zeh taucht, weist auf ein Maß von Bescheidenheit hin. Es bedeutet aber gleichzeitig auch Stimulation und sogar Unter-Druck-Setzen der Energie, die zum Zeh gehört. Dadurch entsteht eine gute Erdberührung, wodurch die Neigung, in Phantasien abzuirren, eliminiert wird.

23. Untertauchender spachtelförmiger Zeh. Ein spachtelförmiger Zeh, der unter einen anderen Zeh taucht, bedeutet: „Ich gehe meine eigenen Wege und setze mich selbst unter Druck". Das geschieht durch das Erden, bzw. das an den Boden drücken der zum Zeh gehörenden Energie. Dadurch wird der Neigung abzuirren, zuvorgekommen und das Handeln stimuliert.

24. Untertauchender spitzer Zeh. Spitze Zehen, die unter andere Zehen tauchen, verstecken sich. Es scheint, als ob die Energie nicht vorhanden sei, aber in Schüben manchmal heftig nach außen drängt, um dann wieder verneint zu werden.

25. Spitzer Zeh. Ein Zeh in Keilform bedeutet, daß die Energie, die zum Zeh gehört, sehr spitz und penetrant geäußert wird. Keine stabile, ausgewogene, sondern eine unerwartet heftige Äußerung, wie ein Donnerschlag bei klarem Himmel – angespannt.

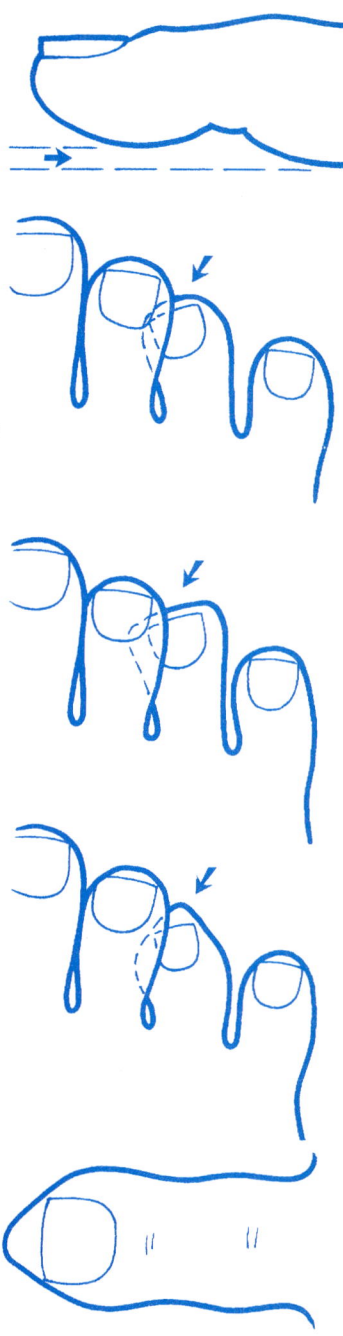

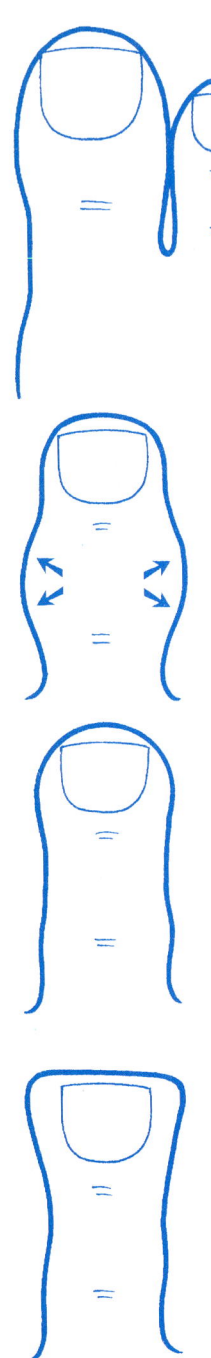

26. Rechter Ätherzeh. Über den rechten Ätherzeh werden alle männlichen, intellektuellen Dinge nach außen gebracht. Zu diesem Ätherzeh gehört die Freude.

27. Reservoir. Das Reservoir deutet auf gestaute Energie hin.

28. Runde Form. Ein Zeh, der in einer runden Form endet, bedeutet, daß die scharfen Enden von Äußerungen abgeflacht werden, bevor sie nach außen kommen. Eine runde Form kann als taktisches Gemüt, sklavischer Gehorsam oder Angst vor eigener Meinungsäußerung interpretiert werden.

29. Spachtelform. Spachtelformen zeigen, daß letztlich (der Spachtel erscheint immer am äußeren Zehenende) viel Energie nach außen gebracht werden wird. Dies geschieht oft auf eine unerwartet kräftige Art.

30. **Zu großer Zeh im Verhältnis zum Gesamtbild.**
Viel Energie, viel Aktivität. Positiv eingestellte Menschen nutzen die erhöhte Aktivität aus und fachen damit ihre anderen Energien an. Negative Denker wehren diese Energie ab oder werden sogar depressiv, denn alles, was in ihnen hochkommt, führt sowieso nie zu einem guten Ende.

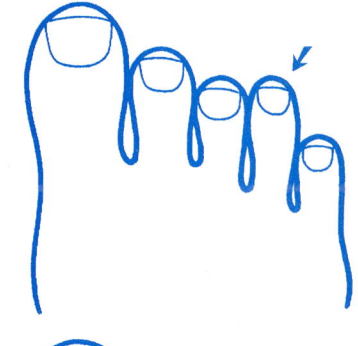

31. **Zu kleiner Zeh im Verhältnis zum Gesamtbild.**
Wenig Energie, wenig Aktivität. Diese führt bei positiv eingestellten Menschen zu einer zusätzlich starken Stimulierung der Energie, sozusagen einen Zusatzschub. Bei negativ eingestellten Menschen führt es zum Ignorieren der Energie.

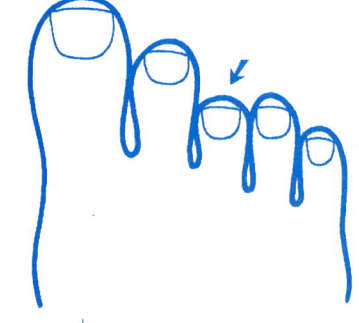

32. **Rückblickzeh.** Ein Zeh, der von der Geraden abweicht und zum großen Zeh neigt, deutet auf Rückblick und Vergleich mit der Vergangenheit hin.

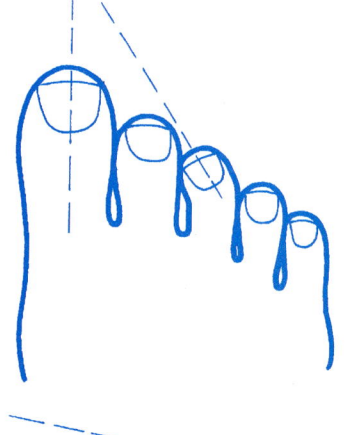

33. **Verbreiterung.** Ein zur Spitze hin breiter werdender Zeh weist auf ein allmähliches, aber energisches Herangehen und je nach Entwicklung des Geschehens auf ein wachsendes Sicherheitsbedürfnis hin.

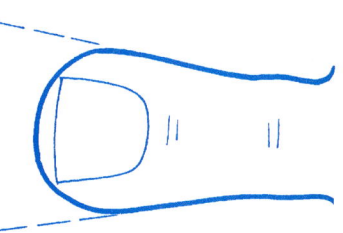

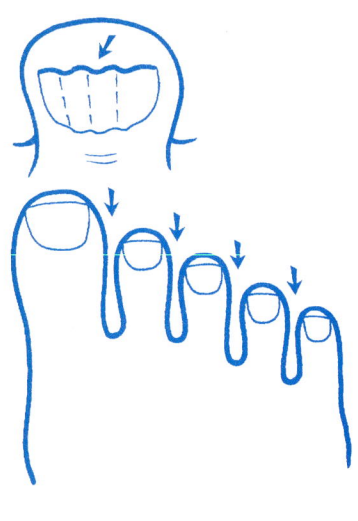

34. Senkrechte Rippen auf Zehennägeln. Senkrechte Rippen stehen für Stoffwechselstörungen. Kommen senkrechte Rippen auf einem oder mehreren Nägeln vor, gibt es meistens einen Zusammenhang zwischen den Zehen, auf denen diese Phänomene erscheinen, und dem Körpergebiet, das daran gekoppelt ist.

35. Etwas Raum zwischen den Zehen. In einer Situation, wenn eine sofortige Reaktion erwartet wird, kann diese selten stattfinden. Der Zwischenraum verrät eine ständige Neuorientierung und Besinnung, er steht für innere Unsicherheit.

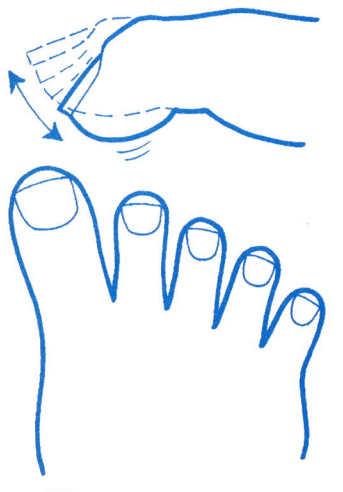

36. Baustelle. Dieser Effekt tritt auf, wenn ein scheinbar statischer Zeh mit Kralleffekt bei näherer Betrachtung doch beweglich ist. In diesem Fall ist immer eine innere Veränderung möglich. Dasselbe gilt auch für Zehen, die fest aussehen, aber doch beweglich sind. Ein Baustellenzeh ist an der vergleichsweise tieferen roten Farbe zu erkennen.

37. Keil. Dieser v-förmige Raum zwischen den Zehen zeigt, daß Prozesse langsam ablaufen und keine direkten, impulsiven Äußerungen stattfinden. Er ist ein Zeichen für rationales Denken, Handeln oder Empfinden.

38. Keil (umgekehrt). Diese auch v-förmige, aber umgekehrte Lücke, die wie ein umgekehrter Keil aussieht, deutet auf eine Entwicklung hin. Gefühlsäußerungen, die früher verzögert umgesetzt wurden, konnten im Laufe der Zeit spontaner und direkter ausgedrückt werden. Wenn die Zehenspitzen nun vorne zusammenkommen, können sich die Emotionen ungehindert und spontan entfalten.

Die Beziehung zwischen Gesundheit und dem Stand der Zehen

Dieses Kapitel behandelt die Beziehungen zwischen dem Stand der Zehen und den Energiestaus.

Bevor ich fortfahre, erscheint es mir wichtig, auf folgendes hinzuweisen: Es können sehr viele körperliche Beschwerden an den Füßen auftreten, die ein seriöses Lesen der Zehen unmöglich machen. Komplikationen nach Knochenbrüchen, Exostosen (Knochenwucherungen), rheumatische Erkrankungen usw., haben einen so großen Einfluß, daß eine vertretbare Deutung der Zehen nicht möglich ist. Ich empfehle in solchen Fällen, das „Hobby" zu unterlassen. Beschränken Sie sich beim Zehenlesen auf die „durchschnittlichen" Füße, mit denen Sie schon mehr als genug zu tun haben werden. Im Zweifelsfall sollten Sie lieber nicht deuten!

Ich gehe davon aus, daß Emotionen Spannungen im Körper entstehen lassen können. Als Beispiel nehme ich die Füße einer Frau von ungefähr fünfundvierzig Jahren. Die Zehen ihres rechten Fußes zeigen ein ausgeglichenes Bild. Beim linken Fuß gehen die Zehen „aus der Reihe". Es handelt sich um den Gefühls-, den Liebes- und den Vertrauenszeh. Der Gefühlszeh ist bis zum letzten Knöchelchen perfekt gerade, biegt sich dann aber plötzlich in einem Winkel von fast neunzig Grad zur Erde. Ihre Gefühle werden völlig in den Boden gestampft. Der Liebeszeh ist dick und rot (aktiv). Er schmerzt beim Anfassen und zeigt das Rückblickmuster. Der kleine Zeh versteckt sich fast ganz unter dem Liebeszeh und hat einen viel zu kleinen, verkalkten Nagel. Das emotionale Bild ist deutlich. Die Gefühle werden in die Erde geleitet, es gibt viel aufgestaute, aktive Liebe. Die Dame denkt oft an die Zeit zurück, als sie ihre Liebe weitergeben konnte; sie wühlt in der Vergangenheit. Ihr Vertrauen ist so weit weggesteckt, daß sie nicht mehr weiß, wie es sich anfühlt, optimistisch zu sein oder ihre Liebe zu äußern (auch auf sexuellem Gebiet). Sollte die Dame physische Beschwerden haben, werden sie im linken Teil ihres Körpers auftreten. Das Gefühl in ihrem Herzchakra wird zur Erde abgeführt. Da ist zur Zeit nichts los. Der Übeltäter ist die Blockade der aktiven Liebesenergie. Der versteckte Optimismus und das verkalkte Nägelchen zeigen, daß die Energie im Becken auf inaktiv steht. Es ist anzunehmen, daß die Besitzerin dieser Zehen im Bauch links unten Beschwerden hat. Vor allem auch, weil der Liebeszeh sehr schmerzhaft ist und mit dem Gebiet links unten im Bauch korrespondiert.

Während ich der Dame obenstehendes mitteile, erzählt sie mir folgendes: Sie ist Mutter eines Kindes, das aus nicht ersichtlichem Grund alle angebotene Zuneigung und Fürsorge konsequent abweist; mehr noch, jede Aufmerksamkeit wird mit Aggressionen beantwortet. Eigentlich sei das schon seit der Geburt so. Die Gefühle der Mutter bekommen fortwährend empfindliche Schläge. Sie kann ihre Liebe zu ihrem Sohn nicht äußern. Tatsächlich hat sie wiederholt Beschwerden links im Unterbauch. Der Gynäkologe hat eine kräftige Zyste am linken Eierstock festgestellt, und auch der Gebärmutterhals muß ständig beobachtet werden.

Natürlich ist es **nicht** so, daß man auf Grund eines krummen Zehs sagen kann, ob ein Mensch zum Beispiel Herz- oder Magenbeschwerden hat. Man muß beim Erstellen von Beziehungen zwischen dem Stand der Zehen und körperlichen Beschwerden sehr vorsichtig sein. Bevor man es merkt, bewegt man sich auf dem glatten Parkett der Scharlatanerie. Dennoch kann man nach sorgfältigem Studieren der Zehen wohl sagen, wo der wahrscheinliche Herd der physischen Probleme eines Menschen steckt. Worüber man **absolut** nichts sagen kann, ist die Art des Leidens. **Lokalisation ja, Diagnose nein!**
Wenn Zehen vom normalen Stand abweichen, hat das etwas zu bedeuten. Energiehäufungen, Dicke, Rötlichkeit, Tropfenformen und Hornhautbildungen können als Reflex der korrespondierenden Stellen am Körper gesehen werden. Wird eine Häufung von zu viel Energie festgestellt, bedeutet dies, daß an einer anderen Stelle zu wenig Energie vorhanden ist. Die Zirkulation, die Durchströmung ist dann nicht im Gleichgewicht. Stauungen oder ein Energiemangel kann, wenn der Stau nicht behoben wird, auf Dauer körperliche Beschwerden verursachen. Jemand, der von Stauungen im Energiegleichgewicht seines Körpers erfährt, hat dann die Wahl, ob er mit der angebotenen Information etwas unternehmen möchte oder nicht.
Durch Übung im Zehenlesen können Sie schließlich angeben, wo die physisch schwachen Stellen im Körper zu finden sind. **Weiter können und dürfen Sie nicht gehen!** Diagnosen müssen von Ärzten oder Heilpraktikern und nicht vom Zehenleser gestellt werden. Die Versuchung, mehr zu sagen als Sie verantworten können, wird oft auftreten. Derjenige, dessen Zehen gelesen werden, wird oftmals um sehr weitreichende Information bitten. Ich hoffe von ganzem Herzen, daß Sie mit den in diesem Buch angebotenen Informationen verantwortungsbewußt umgehen werden. Wenn Sie richtig zehenlesen können, bekommen Sie schon bald einen Heiligenschein verpaßt, vielleicht erhalten Sie sogar das Prädikat, hellseherische Fähigkeiten zu haben. Weisen Sie diese Typisierungen sofort zurück. Das Interpretieren des Zehenstandes hat nichts Mystisches an sich und ist nichts Außergewöhnliches. Es sei denn, jemand macht ein großes Theater darum. Und von dieser Art Vorführungen hat niemand etwas – ganz im Gegenteil!

Das Zehenlesen in der Praxis

In diesem Kapitel finden Sie siebzehn Fälle zum Zehenlesen. Die einführenden Seiten zeigen Ihnen jeweils ein Bild eines Fußpaares und eine Auflistung der sichtbaren Auffälligkeiten. Die Interpretation finden Sie dann auf den beiden anschließenden Seiten. Beim Zehenlesen fangen wir mit dem rechten Fuß an, den Sie im übrigen links sehen. Diese Rechts-Links-Problematik kann lästig sein. Hinten im Buch finden Sie, um es Ihnen einfacher zu machen, eine ausklappbare Seite. Auf der Innenseite sind die Zehen mit den dazugehörenden Elementen und Emotionen abgebildet.

Das Zehenlesen beginnt beim großen Zeh des rechten Fußes. Hiernach wird der daneben liegende Zeh gelesen usw., jeweils von rechts nach links. Auch beim linken Fuß fangen wir mit dem (großen) Ätherzeh an. Der Rest der Zehen folgt dann von rechts nach links. Im Kapitel **Die großen Ätherzehen** haben ich Ihnen gezeigt, wie wichtig die großen Zehen für eine gute Interpretation sind. Darum spreche ich in den Fällen vom Ätherzeh und nicht vom Freude- oder Kummerzeh. Das Element Äther ist beim Ausdruck von Emotionen praktisch unentbehrlich. Deswegen wird dieser Ätheraspekt vordringlich behandelt werden, die Emotionen Freude und Kummer werden an die zweite Stelle gesetzt.

Auf der vierten Seite jedes Falles sehen Sie die Silhouette eines Menschenkörpers, anhand der eine kurze Zusammenfassung der Interpretation der Füße dargestellt wird. Sie werden bemerken, daß eine beschränkte Wiedergabe der festgestellten Eigenschaften einem ziemlich kalt und manchmal hart vorkommen kann. Ohne erklärende Sätze und Worte, kann man das Wesen eines Menschen arg bloßlegen. Ich habe dies dennoch getan, um dem Leser klarzumachen, wie tief das Zehenlesen gehen kann. Noch ein guter Ratschlag: Lesen Sie nie die Zehen von anderen, wenn Sie selbst nicht bereit sind, Schuhe und Strümpfe auszuziehen. Und zum Schluß: Fangen Sie das Zehenlesen nie bei anderen an, bevor Sie nicht Ihre eigenen Zehen äußerst intensiv studiert und interpretiert haben. Eine derartige Selbstanalyse ist für ein verantwortungsvolles Zehenlesen bei anderen unerläßlich.

Zur Information: Auf den Seiten 112 und 113 sind verkürzte Reaktionen von siebzehn Personen aufgenommen, deren Zehen besprochen wurden. Ihre Namen wurden geändert.

Barbara · Frau · 36 Jahre

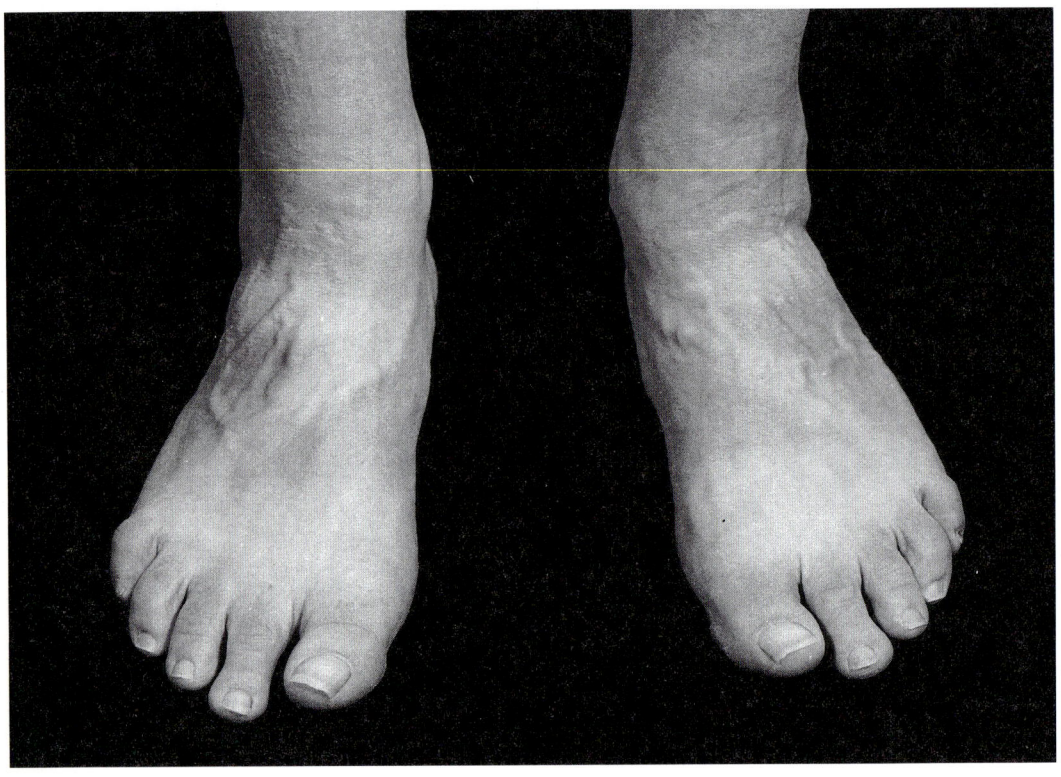

▲

▲

rechts

links

kräftiger, spitz und rund zulaufender
Ätherzeh
Rückblicker

•

flexibler Wunschzeh mit Flaschenhals
asymmetrische Spitze
Spachtelform

•

stark gedrungener, flexibler Aggressionszeh

•

kräftiger, flexibler Zuneigungszeh
leichter Kralleffekt

•

eingezogener, krallender Angstzeh
spitz zulaufend

breiter, etwas schmaler auslaufender
Ätherzeh
nicht erdgebundene Spitze

•

verkanteter Gefühlszeh mit Flaschenhals
asymmetrische Spitze
Spachtelform

•

flexibler Kreativitätszeh mit Tropfen

•

statischer, krallender Liebeszeh

•

spitzer, an der Basis nicht mit der Erde
verbundener Vertrauenszeh

Barbara führt kein stabiles emotionales Leben. Das ist an den Rillen auf den Nägeln ihres großen Zehs abzulesen. In dieser Instabilität treten verschiedene Intensitäten auf. Es gibt kleine, aber auch sehr kräftige Rillen. Sie selbst meint, daß sie eigentlich viel mehr kann, als konkret aus ihr herauskommt.

Der **rechte Ätherzeh** ist breit und deutet auf eine großes Redegewandtheit von Barbara hin. Nur geht unterwegs immer etwas verloren. Das Zehenende läuft spitz und rund zu. Es wird auch eine Drehung in Richtung Wunschzeh sichtbar. Dieses Bild zeigt, daß Barbara weit weniger sagt, als sie könnte und was sie sagt, auch noch oft selbst anzweifelt. An der Lücke zwischen dem rechten Ätherzeh und dem Wunschzeh kann abgelesen werden, daß spontanes Kommunizieren nicht vorkommt. Sie reagiert erst verspätet auf Reize, was das Bild des Zweifelns noch mehr verstärkt. Es besteht nicht immer zu Recht, letztendlich weiß Barbara sehr gut, was sie will. Möchte man aber wissen, was in ihr vorgeht, muß man heute fragen und morgen die Antwort abholen. Daß sie weiß, was sie will, zeigt der **Wunschzeh**. Er fängt mit einer breiten Wurzel an. Anfänglich will Barbara sehr viel, sie hat aber gelernt, daß das Leben aus Kompromissen besteht. Der Flaschenhals ist eine Widerspiegelung des „Gas-Zurücknehmens". Es liegt aber nicht in ihrer Natur, oft ein Nein zu akzeptieren. Der Zeh verbreitet sich wieder und zeigt an der Spitze eine Spachtelform. Was Barbara will, muß trotz aller Behinderungen realisiert werden. Die leichte Asymmetrie an der Zehenspitze zeigt zum Aggressionszeh, wodurch kein dauernder Kontakt existiert. Der Wunschzeh macht eine leichte Verkantung in Richtung Aggressionszeh, obwohl der Nagel dieses Zehs einen deutlichen Kontakt mit dem Äther sucht. Hektik und Unruhe treten auf, um eine schnelle Aktion zu erzwingen. Dennoch kann der Zeh manipuliert werden. Das Bild des Verzögerns, um anschließend besser zuschlagen zu können, ist bekannt. Der **Aggressionszeh** ist vom Charakter her kräftig und gedrungen. Es wird wie ein Dieselmotor gearbeitet, wir haben es hier mit einem „Arbeitstier" zu tun. Auch dieser Zeh kann manipuliert werden. Aktionen können verzögert werden. Behinderungen von außen können sie böse machen. Wenn die Aktion später dann doch stattfinden kann, ist der Zorn schnell wieder vergessen und wird auch später nicht mehr erwähnt. Der **Zuneigungszeh** ist sehr kräftig. Das Wegwerfen alter Sachen kostet Mühe. Abstandnehmen von Erworbenem paßt nicht ins Muster. Weil der Zuneigungszeh gut manipuliert werden kann, obwohl er in Richtung Erde zeigt, entsteht Bewegung in der Zuneigung. Ein Prozeß der Loslösung scheint im Gange zu sein. Im übertragenen Sinn könnte man sagen, daß da, wo es früher einen Dachboden voller Trödel gab, jetzt ab und zu doch aufgeräumt werden kann. Der **Angstzeh** versucht ein derartig zurückgezogenes Leben zu führen, daß man fast zu der Schlußfolgerung kommen könnte, Barbara habe Angst vor der Angst. In dem Moment, in dem einige Unruhe entsteht, versucht sie, die Energie mit Kraft zurückzuziehen. Das gelingt nicht immer. Die Folge ist eine heftige, aber alles beherrschende Angst und Panik.

Barbara
•
Frau
•
36 Jahre

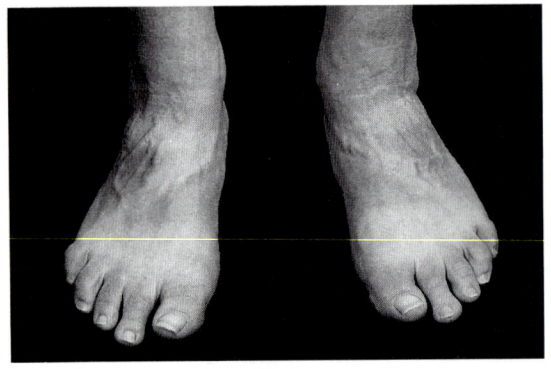

Ist diese Stimmungslage vorbei, wird sie am liebsten schnell wieder vergessen und verneint.

Der **linke Ätherzeh** ist an der Wurzel sehr breit und läuft allmählich etwas schmaler aus. Eine Menge von dem, was Barbara anfangs hätte äußern wollen, geht in ihrem Leben verloren. Es bleibt dann nur noch die Träumerei, wie es hätte sein können, denn die Zehenspitze hat einen Jubeleffekt. Die Zehenspitze berührt nicht den Boden. Wenn man diese Hallelujaspitze auf den Boden drückt, erhebt sie sich gleich wieder. Das Phantasieren spielt eine große Rolle. Der **Gefühlszeh** kantet sich in Richtung Äther. Es gibt ein deutliches Bedürfnis, alles, was mit Gefühl zu tun hat, nach außen zu bringen. Das Ende des Gefühlszehs zeigt eine Spachtelform. (Sie läßt ihre Gefühle nicht abbremsen.) Dennoch zeigt die Form des letzten Knöchelchens, daß am Kontakt mit dem Äther oder an der Kreativität gezweifelt wird. Es besteht eine leichte Verkantung in Richtung Äther, während die Zehenspitze nach Möglichkeiten sucht, einige kreative Dinge angehen zu können. Das zeigt sich an der Zehenspitze, die eine Asymmetrie zur Kreativität zeigt. Der Kreativitätszeh steht in einigem Abstand zum Gefühlszeh. Aktionen werden also immer mal verzögert, zwar nicht lange, wohl aber für eine Weile (der Raum zwischen beiden Zehen kann nämlich nicht als Loch bezeichnet werden). Der **Kreativitätszeh** kann manipuliert werden, er ist kräftig und gerade. Unten am Zeh hängt ein großer Tropfen. Es ist weit mehr Kreativität vorhanden als der Außenwelt gezeigt wird. Barbara kann etwas Schönes gemacht haben, ohne daß es jemand gemerkt hat. Der **Liebeszeh** bohrt sich kräftig in die Erde. Er ist statisch und sicher nicht so flexibel wie der Zuneigungszeh am rechten Fuß. Dieses Muster läßt vermuten, daß in der Vergangenheit seitens der direkten Umgebung viel Liebe blockiert wurde. Die Liebe z. B. zum Singen und Tanzen wurden im Keim erstickt. „Mach' nicht solche blöden Sachen" oder „Sei nicht so hektisch" sind Ausdrücke, die oft zutreffend sind, wenn ein derartiges Muster in einem Liebeszeh angetroffen wird. Der **Vertrauenszeh** ist spitz, berührt nicht den Boden und findet seine Basis am Liebeszeh angelehnt. Dies bedeutet, daß Barbara ihr Vertrauen aus ihrem eigenen Liebesgefühl schöpft und nicht dem entnimmt, was ihr von außen angeboten wird. In dieser Hinsicht vertraut sie nur sich selbst. Gott und die Menschen haben, soweit es sie betrifft, wenig Veranlassung zu optimistischem Verhalten geleistet. „Wenn es darauf ankommt, muß man es im Leben alleine machen", könnte ihr Motto sein. Durch dieses „Alleine-auf-sich-selbst-Vertrauen" spielt Sexualität eine minimale Rolle. Manchmal ist sie sehr heftig vorhanden (spitzer Zeh), dann aber auch wieder für lange Zeit gar nicht.

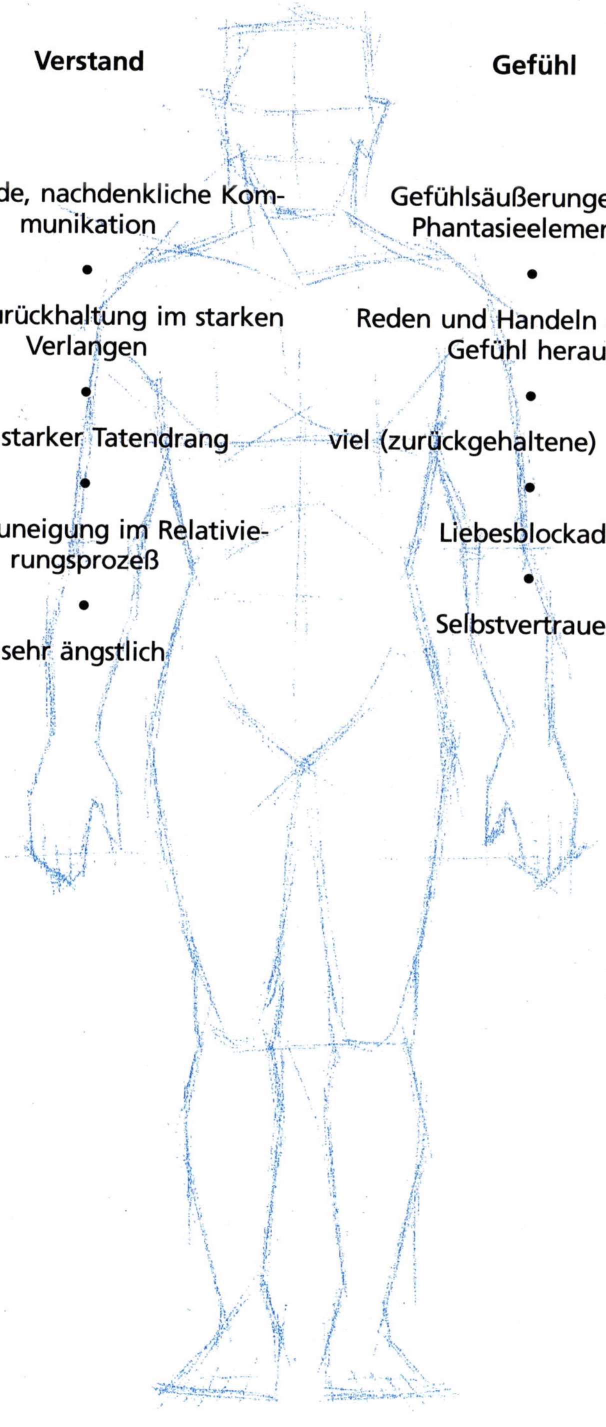

Verstand   **Gefühl**

zweifelnde, nachdenkliche Kom-   Gefühlsäußerungen mit
munikation   Phantasieelementen

       •   •

einige Zurückhaltung im starken   Reden und Handeln aus dem
Verlangen   Gefühl heraus

       •   •

sehr starker Tatendrang   viel (zurückgehaltene) Kreativität

       •   •

große Zuneigung im Relativie-   Liebesblockade
rungsprozeß

       •   •

sehr ängstlich   Selbstvertrauen

Barbara

•

Frau

•

36 Jahre

Peter • Mann • 21 Jahre

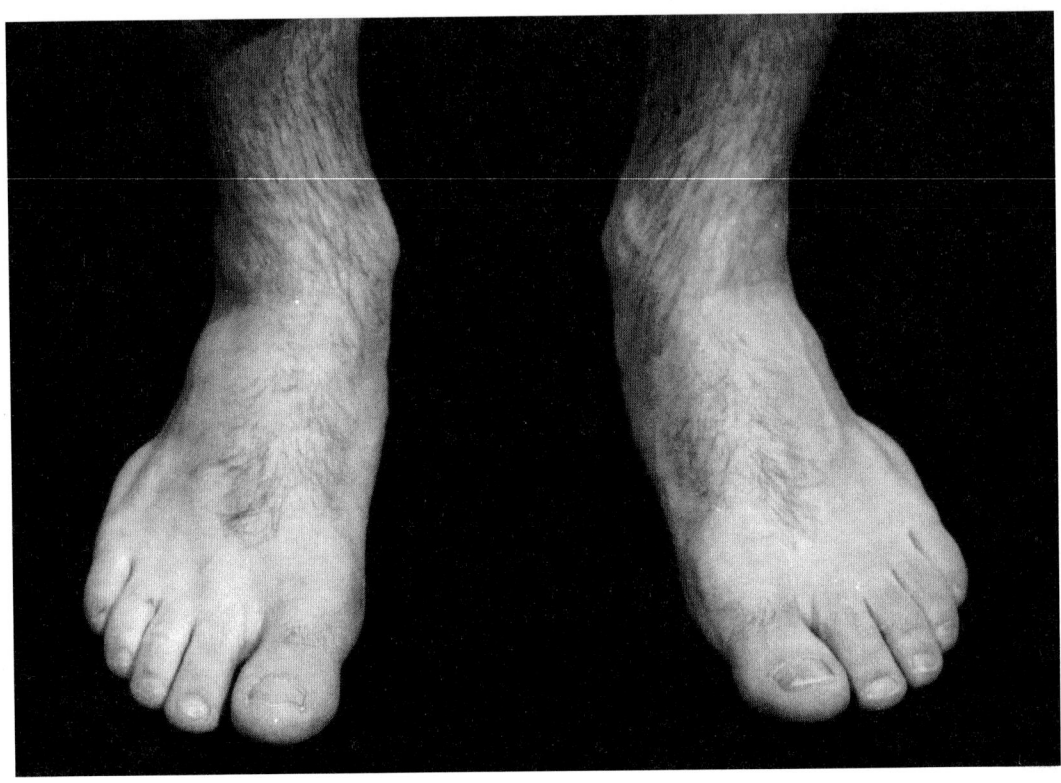

▲
rechts

▲
links

kräftiger, abgerundeter Ätherzeh
nicht völlig mit der Erde verbunden
•
kerzengerader Wunschzeh,
eckig mit runder Spitze
•
gerader Aggressionszeh
•
rückblickender Zuneigungszeh
•
krallender, sich versteckender Angstzeh

kräftiger, abgerundeter Ätherzeh
nicht völlig mit der Erde verbunden
•
gerader, kaum manipulierbarer Gefühlszeh
•
kräftiger, flexibler Kreativitätszeh
•
krallender, rückblickender Liebeszeh
•
krallender, sich versteckender Vertrauenszeh

Peters Zehen machen insgesamt einen ausgeglichenen, geordneten und freundlichen Eindruck. Seine Ätherzehen haben das richtige Verhältnis zu den übrigen Zehen. Zusammen bieten sie ein stabiles Bild. Dennoch ist sein Gefühlsleben holprig. Das ist aus den waagerechten Rillen in den Nägeln beider großen Zehen zu lesen. Aus der Verbreiterung an der Außenseite beider Füße könnte man ableiten, daß in Peter potentiell viel Erdenergie vorhanden ist, aber diese sicherlich bis jetzt nicht zur Entfaltung gekommen ist.

Der **rechte Ätherzeh** ist kräftig. Peter kann sich gut verbal äußern. Beim Erzählen wächst die Geschichte und seine Begeisterung. Das ist nicht immer begründet. Peter kann in Phantasien und Tagträumerei verfallen. Die Spitzen beider großen Zehen sind nicht ganz erdverbunden. Daraus kann man schlußfolgern, daß seine Äußerungen manchmal buchstäblich die notwendige Basis vermissen lassen. Beide Ätherzehen können auch in einem Winkel von fast neunzig Grad einfach in die Luft gestreckt werden. Wenn er es wünscht, kann Peter der Wirklichkeit entfliehen und sich in eine Phantasie zurückziehen, in der er selbst der Herr ist. Externe Faktoren, die sein Leben negativ beeinflussen, können dadurch ausgeschaltet werden. Das abgerundete Ende verrät Freundlichkeit und Rücksichtnahme auf andere. Konfrontationen haßt er wie die Pest. Der **Wunschzeh** teilt durch seine kerzengerade Form und die abgerundete Spitze mit, daß Peters Wille Gesetz ist. Mit seinen Wünschen kann nicht verhandelt werden, aber er wird immer versuchen, es anderen Leuten Recht zu machen. Der **Aggressionszeh** bietet ein ebenso stabiles Bild wie der Wunschzeh. Beide arbeiten intern zusammen, so daß man schlußfolgern kann, daß sein Denken und Tun auf einer Ebene liegen. Peter wird öfter die Basis zur Realisierung seiner Wünsche legen, bevor seine Pläne ganz fertiggestellt sind. Der **Zuneigungszeh** zeigt, daß ihm Abschiednehmen, Verlieren oder Abstandnehmen schwerfallen. Darüber hinaus ist er ein Rückblickender. Dies kann zu Träumereien führen, zum Beispiel darüber, wie es gewesen wäre, wenn man keinen Verlust erlitten hätte. Dadurch, daß Peter sich mit solchen Gedanken beschäftigt, entsteht manchmal ein Energieverlust, durch den dann eine Entwicklung zeitweilig aufgehalten werden kann. Der kleine Zeh, der **Angstzeh**, zeigt, daß Unruhe- und Angstgefühle am liebsten im Stillen verarbeitet und gerne in den Boden gebohrt werden.

Der **linke Ätherzeh** ist kräftig, rund und wie seine Kollegen von rechts, zum Abheben bereit. Phantasieren gehört zu den täglichen Beschäftigungen. Gefühlsäußerungen können manchmal von der Außenwelt bar jeder Grundlage beurteilt werden. Wenn aber das Gefühl in Tatkraft umgesetzt wird, besteht sehr wohl Verständnis. Peter kann eher seine Gefühle in Taten umsetzen und erst danach darüber reden. Trotzdem zeigt sein großer Ätherzeh, daß er das Sprechen über seine Gefühle nicht lassen kann. Der **Gefühlszeh** ist gerade und kann kaum manipuliert werden. Peter kann seine Gefühle nicht ausschalten, selbst wenn er wollte. Der **Kreativitätszeh** kann sehr wohl manipuliert werden. Er ist kräftig

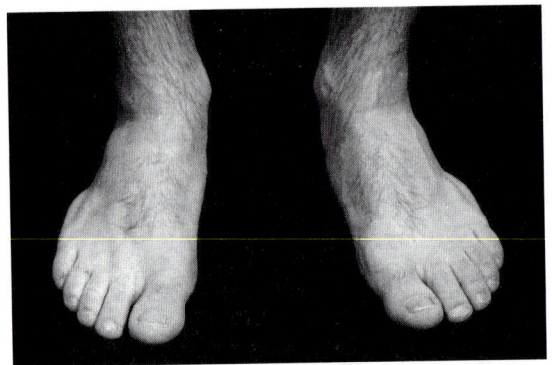

und kann, durch Gefühle stimuliert, zu sehr viel Arbeit angeregt werden. Gefühl und Kreativität bilden, wie im rechten Fuß, ein solides Paar. Der **Liebeszeh** ist wie der Zuneigungszeh ein Rückblicker. Möglicherweise kann man zu hören bekommen, daß das Träumen von einer früheren Liebe sicherlich schöner als die Realität ist. Die Wirklichkeit ist manchmal enttäuschend. Konkrete Liebe gibt es nicht. Sie wird nicht gegeben und auch nicht angeboten. Was in der Realität vom Erlebnis der Liebe übrigbleibt, wird durch das Bild früherer Phantasien nicht beantwortet und sollte besser auch nicht verarbeitet werden. Es bleibt also das „In-den-Grund-Bohren". Der Zeh krümmt sich dann auch letztendlich zur Erde hin. Der **Vertrauenszeh** zeigt, daß manchmal schubweise Vertrauen und Optimismus zur Sprache kommen. Dies gilt auch für den Sex. Kräftig und spitz ist der Zeh, heftig und stark ist das Erleben. Die Außenwelt sollte aber davon so wenig wie möglich bemerken. Das heißt: Die Energie und der Zeh müssen versteckt werden.

Die Verbreiterung an der Außenseite beider Füße zeigt, daß sehr viel mehr Erdenergie vorhanden ist als in den kleinen Zehen widerspiegelt wird. Die Energie wird festgehalten, bevor sie sich in diesen Zehen manifestieren kann. Es ist nicht vorhersehbar, welche Folgen das haben kann. Manchmal sieht man, daß dieses „In-sich-Hineinfressen" zu physischen Beschwerden führt. In diesem Fall könnten die Beschwerden im unteren Chakra, im Becken, auftreten.

Peter

•

Mann

•

21 Jahre

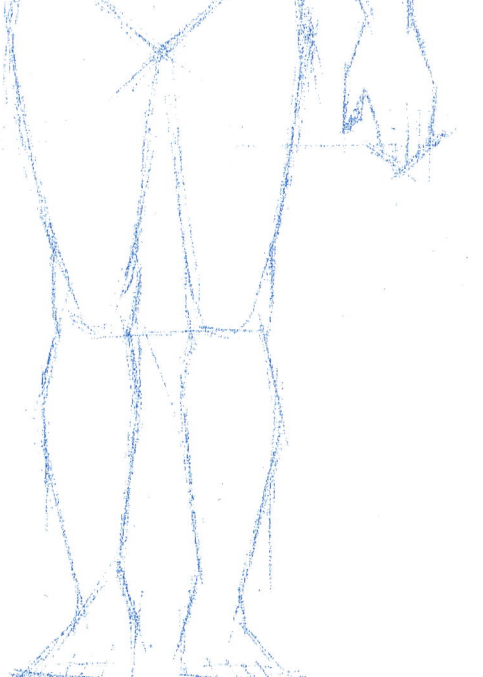

Verstand

Gefühl

gutes, phantasievolles Ausdrucksvermögen

Gefühlsäußerungen werden am
liebsten mit Taten verbunden

willensstark

Gefühle sind sehr essentiell

Denken und Handeln sind eng
verbunden

viel Kreativität, durch Gefühl
gespeist

sehr große Zuneigung

Mangel an Liebe

Angstverdrängung

Vertrauen und Sex in heftigen
Schüben

··············

Peter

•

Mann

•

21 Jahre

Hilda · Frau · 31 Jahre

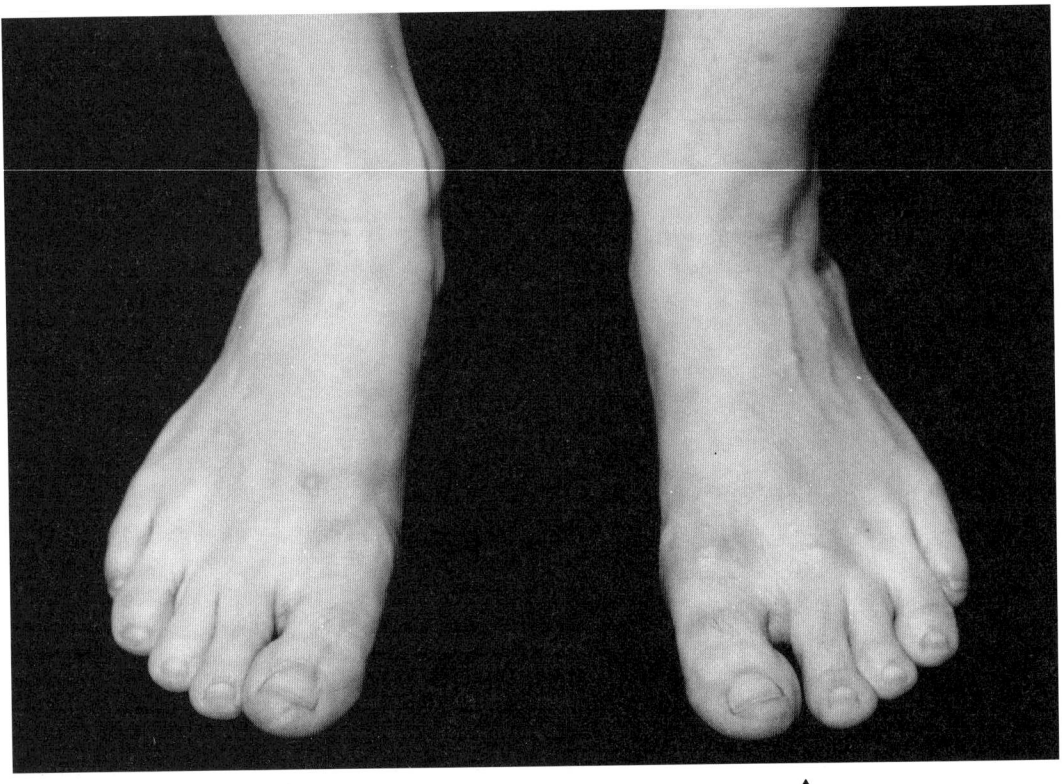

▲
rechts

▲
links

sehr großer Ätherzeh

nicht ganz so kräftiger Ätherzeh

·

·

an der Wurzel eher bescheiden im Umfang
leichte Verkantung an der Spitze

kein Kontakt zwischen Gefühlszeh und
Ätherzeh

·

·

rechter Wunschzeh steht gut auf dem Boden

flexibler Gefühlszeh mit Tropfen,
auslaufend in Spachtelform

·

·

Kontakt zwischen Ätherzeh und Wunschzeh

starke Verbundenheit zwischen
Kreativitätszeh und Gefühlszeh

·

·

Aggressionszeh und Wunschzeh zeigen an
der Basis die gleiche Form

kräftiger Liebeszeh mit Verkantung und
Kralleffekt

·

·

Zuneigungszeh zeigt Kralleffekt

kleiner Vertrauenszeh
mit kräftigem Tropfen

·

untergeschobener Angstzeh
mit Kralleffekt

Die besondere Größe der Ätherzehen beherrscht den ersten Eindruck. Es ist ausreichend verbales Ausdrucksvermögen vorhanden. Hilda besitzt viel Äther und kann demnach auch viel äußern.

Der **rechte Ätherzeh** hat an der Wurzel einen bescheidenen Umfang, wird aber an der Stelle sehr breit, an der der Anschluß zu den übrigen Zehen durch eine leichte Verkantung gesucht wird. Das Ende verjüngt sich wieder in einer runden Form. Diese Rundung strahlt Takt und Freundlichkeit aus. Die Verjüngung bedeutet, daß mehr vorhanden ist als geäußert werden kann. Menschen mit kräftigen großen Zehen können oft endlos reden. In diesem Fall ist die Verjüngung bzw. das wieder etwas spitze Zulaufen dieses großen Zehs wahrscheinlich eine Konzession an die Außenwelt. Diese Außenwelt würde durchdrehen, wenn alles, was Hilda denkt, auch geäußert werden würde. Der große Zeh zeigt auch einen Eilaspekt, weil mit dem Wunschzeh Kontakt gesucht wird. Der **Wunschzeh** ist gerade und steht richtig auf dem Boden. Hilda weiß, was sie will. Ihr **Aggressionszeh** scheint an der Wurzel fast mit dem Wunschzeh zu verwachsen. Diese beiden bilden ein prächtiges Paar, wodurch Denken und Handeln aufeinander folgen. Eine Idee wird sofort ausgeführt. Der **Zuneigungszeh** enthält im letzten Knöchelchen viel Energie. Das paßt nicht immer, also wird die Energie (Kralleffekt) in den Boden abgeführt. Anfänglich schmerzt es Hilda, wenn sie etwas verliert oder sich von etwas trennen muß. Darüber will sie aber nicht reden. Je nachdem wie fest, also irdischer, die Energie wird, desto unheimlicher fühlt sich Hilda. Der **Angstzeh** macht eine Verneigung in Richtung Erde und versteckt sich auch. Angst? Nicht darüber reden, so tun, als ob es keine Angst gibt. Das ist ihre Haltung.

Der **linke Ätherzeh** zeigt ungefähr das gleiche Muster wie der rechte große Zeh. Er ist aber etwas weniger kräftig ausgebildet. Die Gefühlsäußerung fällt ihr schwerer als die Wiedergabe logischer Gedanken. Dadurch, daß es zum Gefühlszeh keinen deutlichen Anschluß gibt, wird über Gefühle auch erst nach längerer Überlegung gesprochen. Dann ergibt sich folgendes Muster: *Ich erzähle ... oder lieber nicht ...; sicher wohl ...; aber lieber etwas Schwung herausnehmen und meine Äußerungen zunächst glätten, damit ich niemanden verletze.* Wenn Gefühle geäußert werden, geschieht dies Hand in Hand mit Unsicherheit und Umschweifen. Der **Gefühlszeh** kann manipuliert werden, läuft aber in eine Spachtelform mit einem Tropfen aus, der die Kreativitätsenergie sucht. Es muß etwas mit dem Gefühl gemacht werden. Auch hier, wie im rechten Fuß, gibt es die Zwei-Einheit. Der **Kreativitätszeh** ist sehr eng mit dem Gefühlszeh verbunden. Hilda kann nicht selbst bestimmen, welche Energie aktiv ist, das Gefühl oder die Kreativität. Auch für Außenstehende wird das nicht deutlich. Der ausgesprochen kräftige **Liebeszeh** verkantet sich, um die Kreativität nähren zu können. Weil die Liebe eine Wasserenergie ist, kann die Kreativität, die hier so schön mit dem Gefühl zusammenarbeitet, kräftig gebremst werden. Das Muster des Liebeszehs zeigt, daß die Liebe an Umfang zunimmt, wenn die Liebesenergie aktiv ist. Die leicht

Hilda

Frau

31 Jahre

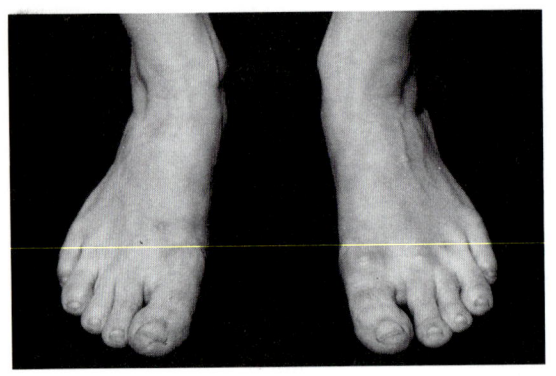

krallende Spitze dieses Zehs deutet an, daß beim Äußern von Liebe ein Teil zur Erde abgeführt wird. Der **Vertrauenszeh** ist klein. Da ist anscheinend wenig Energie vorhanden. Unter diesem Vertrauenszeh aber hängt ein forscher Tropfen. Der zeigt, daß ausreichend Vertrauen und Optimismus vorliegen, woraus heimlich geschöpft werden kann. Dieses Vertrauen wird aber nicht ausgestrahlt. Sexualität empfindet sie nicht als wichtig und setzt sie dementsprechend kaum ein.

Hilda

•

Frau

•

31 Jahre

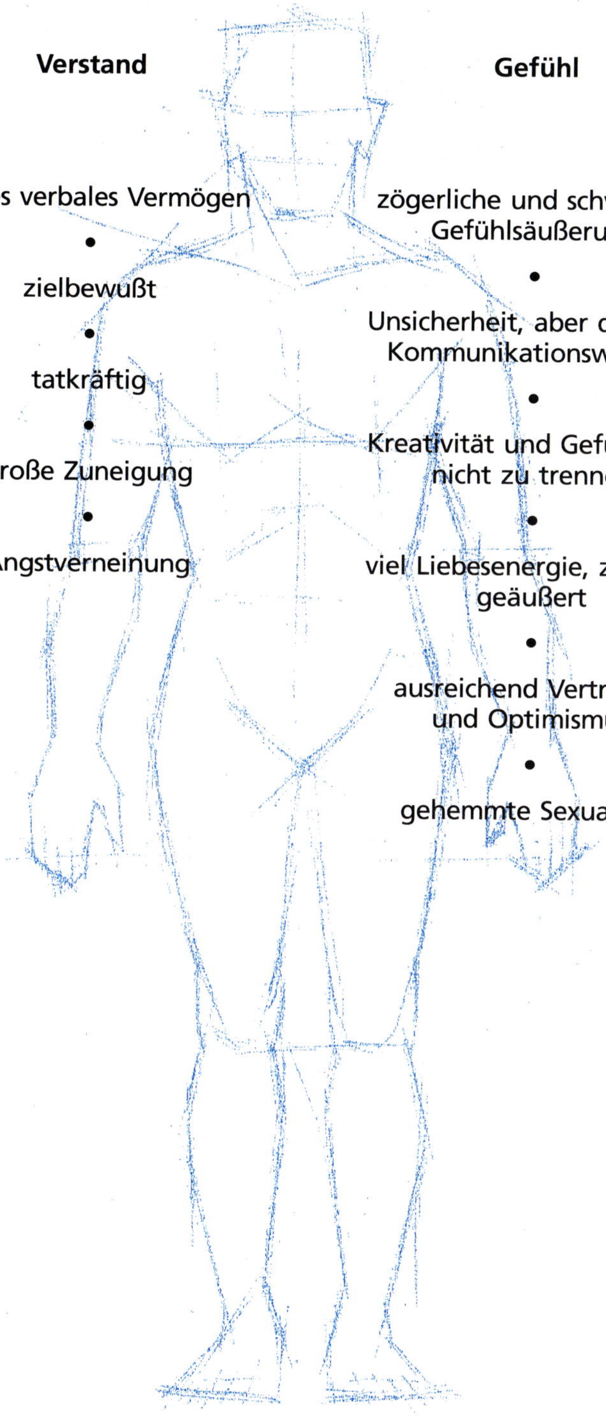

Verstand   **Gefühl**

großes verbales Vermögen   zögerliche und schwierige
                                        Gefühlsäußerung
        •
                                            •
    zielbewußt
                            Unsicherheit, aber dennoch
        •   Kommunikationswunsch

    tatkräftig   •

        •   Kreativität und Gefühl sind
                                nicht zu trennen
große Zuneigung
                                    •
        •   ....
                            viel Liebesenergie, zögernd   *Hilda*
Angstverneinung   geäußert
                                                                    •
                                    •   *Frau*

                            ausreichend Vertrauen   •
                                und Optimismus   *31 Jahre*

                                    •

                            gehemmte Sexualität

Eric · Junge · 3¹/₂ Jahre

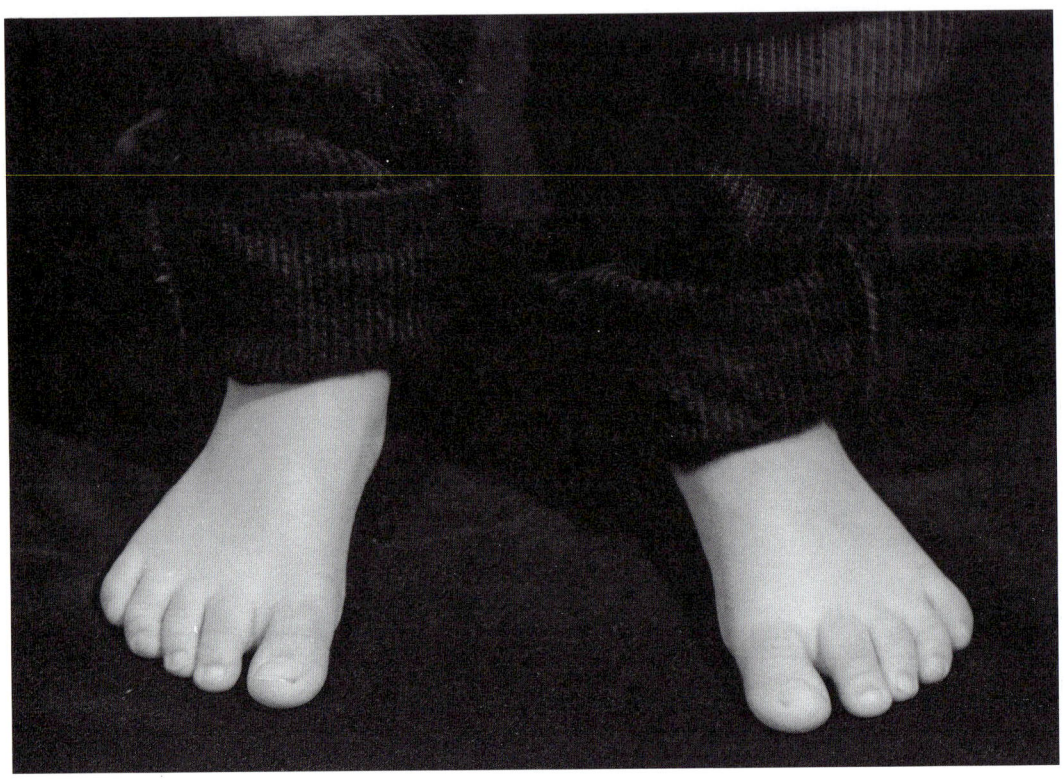

▲
rechts

kräftiger Ätherzeh mit rundem Ende
·
flexibler Wunschzeh mit kräftiger Wurzel
und rundem Ende
·
flexibler Aggressionszeh mit Tropfen
·
kräftiger, rückblickender Zuneigungszeh
·
nicht mit der Erde verbundener Angstzeh,
in Kontakt mit dem Zuneigungszeh

▲
links

kräftiger Ätherzeh mit rundem Ende
·
flexibler breiter Gefühlszeh mit schmalem
Ende
·
Kreativitätszeh mit Verkantung
·
rückblickender Liebeszeh
·
verkanteter Vertrauenszeh, an der Basis
nicht erdverbunden

Beide Füße zeigen nahezu das gleiche Muster. Sein gefühlsmäßiges und geistiges Handeln sind deswegen im Gleichgewicht. Es besteht eine Lücke zwischen dem großen und den übrigen Zehen. Eric reagiert immer erst nach längerer Überlegung. Er äußert erst später, ob er etwas schön oder nicht schön fand. Er ist ein etwas verträumtes Kind, hat aber sehr wohl Persönlichkeit. Seine breiten Füßchen stehen fest auf dem Boden. Nichts wirft ihn ohne weiteres um. Er ist eindeutig anwesend.

Sein **rechter Ätherzeh** ist kräftig. Er kann darin alles loswerden, was sich anbietet. Es dauert nur eine Weile wegen der Lücke, die sich zwischen dem Ätherzeh und dem Wunschzeh befindet. Er ist stabil und diplomatisch. Stabil, weil der Zeh „unterwegs" keine großen Formveränderungen zeigt; diplomatisch, weil das Ende des Zehs rund ist. Der **Wunschzeh** ist an der Wurzel kräftig und kann unterwegs manipuliert werden. Der Zeh wird zum Ende hin kleiner und endet rund. Anfänglich scheint es, als ob Eric viele Nüsse zu knacken hätte, aber hinterher stellt sich heraus, daß alles nicht so schlimm war. Wenn etwas nicht realisiert werden kann, wird er deshalb keinen Schaden an der Seele nehmen. Er kann den Wunschzeh ja sehr gut manipulieren. Eric wird vor allem aktiv, wenn er sich etwas wünscht. Der **Aggressionszeh** bildet mit dem Wunschzeh ein gutes Paar. Auch der Wunschzeh kann manipuliert werden. Daran sieht man, daß Eric in seinem Tatendrang kurz innehält, wenn es von ihm verlangt wird. Der kleine Tropfen unter dem Aggressionszeh zeigt aber, daß ein endgültiges Abstellen unmöglich ist. Die aufgehaltene Feuerenergie, der Tatendrang, wird in dem Tropfen gelagert. Wenn Eric seinen Tatendrang zu stark zurückhalten muß und zu viel Energie gelagert wird, kann man sogar mit einem Wutausbruch oder Jähzorn rechnen. Der **Zuneigungszeh** ist kräftig und hat einen sehr starken Rückblickeffekt. Wenn dieser Rückblickeffekt schon in so jungen Jahren dermaßen sichtbar ist, sollte an eine vererbte Eigenschaft gedacht werden. Eric wird mit seiner Zuneigung deutliche Probleme haben. Wird ihm etwas weggenommen, wird er heftig reagieren, dieses „Unrecht" nicht vergessen und sehr lange nachtragend sein. Der **Angstzeh** verrät, daß er nicht weiß, wie er mit Angst umgehen muß. Es gibt keinen Grund für seine Angst. Dieser Zeh berührt den Boden überhaupt nicht. Der Zeh ist so verkantet, daß er in Kontakt mit dem Zuneigungszeh gerät. Das deutet darauf hin, daß Eric Angst bekommt, wenn er etwas verliert. Etwas verlieren, macht ihn panisch. Es kann sogar ein hysterischer Ausbruch entstehen, der eigentlich jeder Grundlage entbehrt. Eine Trennung von den Eltern, die nicht bewußt erlebt wurde, kann ein derartiges Zehenbild bei Kindern bewirken.

Der **linke Ätherzeh** ist kräftig und freundlich aufgrund der Rundung am Ende. Wie im rechten Fuß sehen wir hier eine Lücke zwischen dem Äther und der Energie, die in den Äther eingebracht werden muß. Erics Umgebung erwartet, daß er seine Gefühle verbirgt. Schließlich wird er sie doch zeigen, und zwar mit einer Intensität, die nicht vermuten läßt, daß er unter einem solchen emotionalen Druck stand. Der **Gefühlszeh** ist sehr breit und kann manipuliert werden. Er endet etwas schmaler als

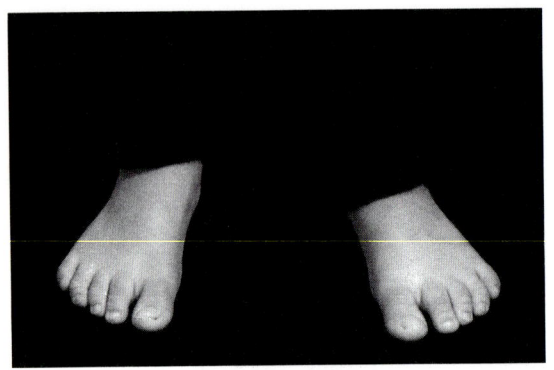

die Wurzel des Zehs vermuten läßt. Bei der ersten Begegnung mit Eric denkt man an ein Kind mit sehr viel Gefühl. Später stellt sich heraus, daß doch weniger Gefühl vorhanden ist als vermutet wurde. Die Kombination aus Manipulierbarkeit und Schmalerwerden führt oft zu Gleichgültigkeit. Der Kreativitätszeh ist schwächer als der Gefühlszeh und wendet sich dem Gefühl zu. Ohne Gefühl finden keine kreativen Aktionen statt. Der **Liebeszeh** ist ein kräftiger Rückblickzeh, der zusammen mit der Kreativität das Gefühl sucht. Liebe aus der Gegenwart zu entnehmen, wird Eric später schwerfallen. Das Liebesgefühl wird den schönen Dingen entnommen, die er in der Vergangenheit erfahren hat. Sein **Vertrauenszeh** zeigt, daß positive Einstellungen, Vertrauen und Sexualität jeder Erfahrungsgrundlage im positiven wie im negativen entbehren. Sie werden nur dann akzeptiert, wenn sie aus der Liebe heraus entstanden sind. Das Ende des Vertrauenszehs ist so verdreht, daß die gesamte Basis keinen Kontakt mit der Erde (wohin er gehört), dafür aber mit dem Liebeszeh hat.

Eric

Junge

3¹/₂ Jahre

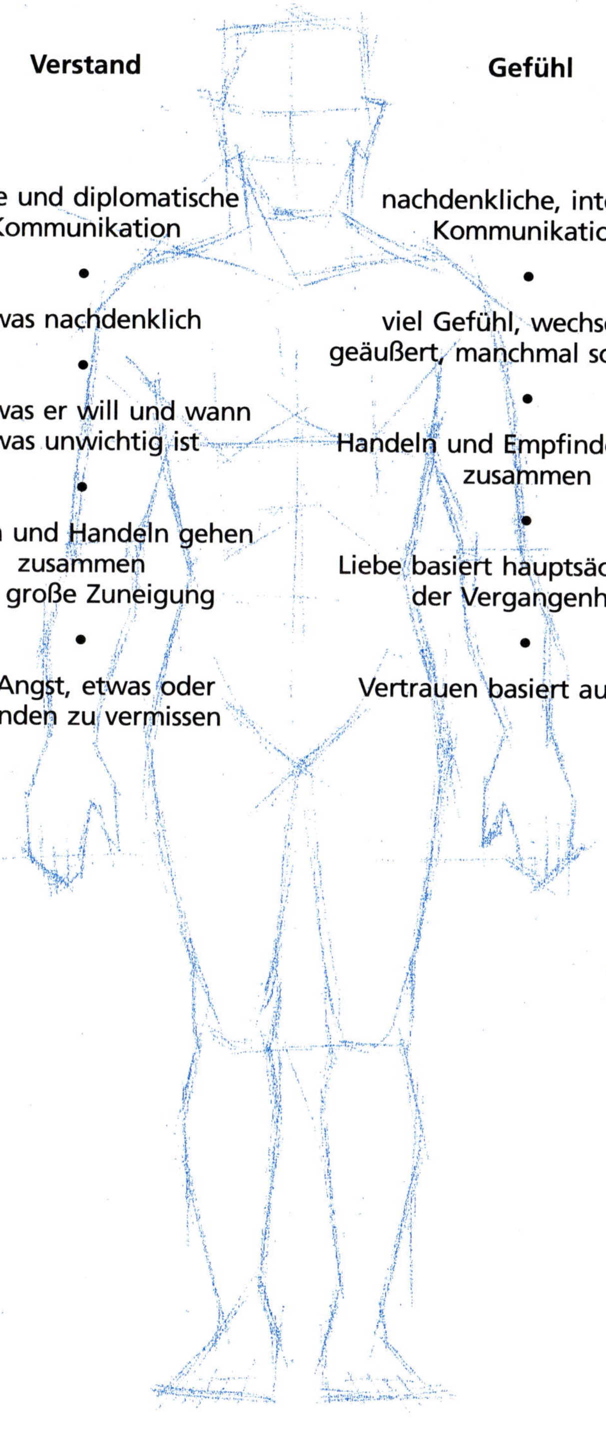

Verstand   **Gefühl**

stabile und diplomatische   nachdenkliche, intensive
Kommunikation   Kommunikation

•   •

etwas nachdenklich   viel Gefühl, wechselhaft
                                   geäußert, manchmal sogar lässig

•   •

weiß, was er will und wann
etwas unwichtig ist   Handeln und Empfinden gehen
                                   zusammen

•

Wunsch und Handeln gehen
zusammen   Liebe basiert hauptsächlich auf
sehr große Zuneigung   der Vergangenheit

•   •

nur Angst, etwas oder   Vertrauen basiert auf Liebe
jemanden zu vermissen

Eric

•

Junge

•

3^1/$_2$ Jahre

Henriëtte · Frau · 33 Jahre

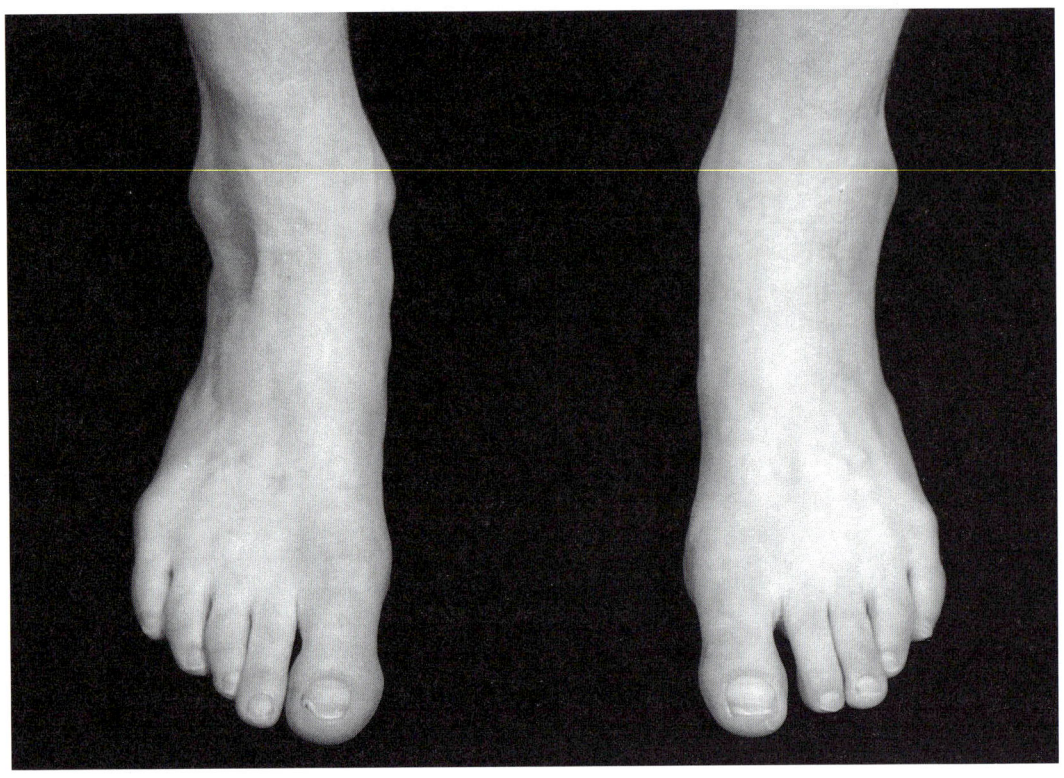

▲
rechts

▲
links

rechter Ätherzeh mit kräftigem Flaschenhals und rundem Ende

•

Wunschzeh mit Hornhautverdickung

•

flexibler Aggressionszeh mit Kralleffekt, sich unter dem Wunschzeh versteckend

•

Zuneigungszeh mit dem Ende in Richtung Aggressionszeh zeigend

•

Angstzeh, der sich unter dem Zuneigungszeh versteckt

linker Ätherzeh mit kleinerem Flaschenhals, weniger dick mit großem Nagel

•

Gefühlszeh mit leichtem Kralleffekt

•

Kreativitätszeh läuft parallel zum Gefühlszeh breiter auslaufend

•

ungerader, sich versteckender Liebeszeh

•

ungerader, sich versteckender Vertrauenszeh

Auf den Nägeln beider großen Zehen von Henriëtte sind regelmäßige Rillen sichtbar. Auf dem Bild sind diese weniger gut zu sehen. Sie zeigen, daß emotional wenig Stabilität vorhanden ist. Die Schlußfolgerung für den gezeigten Zeitabschnitt lautet sicherlich: ein holpriges Gefühlsleben.

Der **rechte Ätherzeh** zeigt einen auffallenden Flaschenhals. Das Äußern von Gedanken ist anfangs nicht einfach. Es gibt viel Zurückhaltung, aber dann verbreitert sich der Zeh. Offensichtlich möchte Henriëtte sich nicht unterdrücken lassen. Sie beschließt deswegen, die in ihrem Flaschenhals „geparkte" (aufgehaltene) Energie nachträglich in vollem Umfang zu äußern. Die Umgebung, die gerade noch dachte, sie habe es mit einem schüchternem Typ zu tun, staunt dann über so viel Entschlossenheit. Das scheint Henriëtte wiederum zu erschrecken und sie paßt ihre Darlegung und ihre Äußerungen so an, daß deren Schrecken entschärft wird. Letztendlich wird alles glatt und poliert geäußert. Durch die Flaschenhalsform des Ätherzehs wird der Anschluß zum Wunschzeh verpaßt. Nur ein Teil der materiellen Wünsche kann spontan geäußert werden. Anders wäre es, wenn durch ein Herumziehen über die Wurzel des großen Zehs der Äther erreicht wird. Der **Wunschzeh** ist gerade gewachsen, mit einer kleinen Hornhautverdickung am letzten Knöchelchen. Es ist anzunehmen, daß Henriëtte mehr über ihre rationalen Ideen und Pläne sagt als sie eigentlich von sich erwartet hatte. Trotzdem geht sie oftmals unvorhergesehen ihren Weg. Weil der **Aggressionszeh** kein gerades, harmonisches Bild abgibt, wird für sie es schwierig sein, Wünsche zu realisieren. Der Aggressionszeh sucht aber den Wunschzeh auf und versteckt sich teilweise darunter. Er läßt sich dadurch stark auf den Boden drücken: Die Aktivitätsenergie wird in den Boden gebohrt. Dies verstärkt das Bild, daß die Besitzerin dieser Zehen durchaus eigene Wege gehen will, wenn es sein muß im Verborgenen. Was sie will, wird aber nicht oft realisiert. Hinzu kommt, daß der Aggressionszeh manipuliert werden kann. Der **Zuneigungszeh** ist auch ein richtiger Zurückblicker. Für sie ist es schwierig, von materiellen oder geistigen Errungenschaften, die mit viel Mühe erkämpft wurden, Abstand zu nehmen. Der **Angstzeh** ist bei näherer Betrachtung viel größer als er zu sein scheint. Er versteckt sich hinter dem Zuneigungszeh. Auch dieser Zeh blickt zurück. Daraus ergibt sich die Schlußfolgerung, daß Angstgefühle der Vergangenheit entstammen.

Der linke Fuß bietet ein total anderes Bild. Der **linke Ätherzeh** zeigt nach anfänglichem Zögern (kleiner Flaschenhals) seine Energie geradeaus. Dennoch ist dort weniger Energie als im rechten großen Zeh vorhanden. Dieser ist weniger dick. Der Nagel ist größer, mehr im Gleichgewicht mit dem Zeh selbst, und das Ende ist etwas eckiger als beim rechten Kollegen. Henriëtte wird deswegen mit der Äußerung ihrer Gefühle keine Mühe haben. Dennoch geschieht das Äußern dessen, was sich in ihrem Gefühlsleben abspielt, mit Verzögerung. Die Lücke zwischen dem großen Zeh und den restlichen Zehen zeigt keine spontane, sondern eine bedächtige Äußerungsform. Der **Gefühlszeh** und der Kreativitätszeh bilden deutlich ein Paar. Die Kreativität dominiert, aber durch die ge-

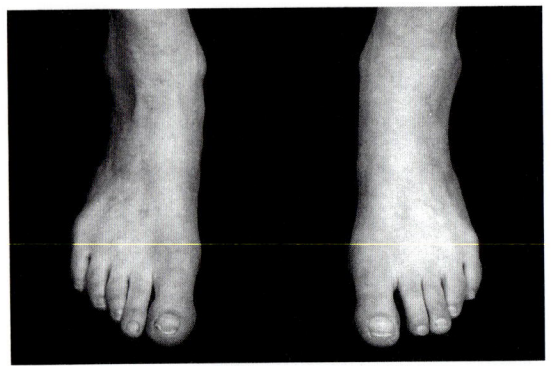

meinsame Präsentation ist nur zu sehen, daß Henriëtte nach einer Zeit des Zögerns oder längeren Überlegens sehr viel Kreativität ausdrückt. Das breitere Ende des **Kreativitätszehs** zeigt, daß sehr viel mehr Kreativität vorhanden ist als man von einer anfänglich so scheuen Frau erwarten würde. Der **Liebeszeh** hat eine frustrierte Form. Er versteckt sich etwas unter dem Kreativitätszeh und blickt zurück. Besitzer derartiger Liebeszehen neigen zu der Meinung, daß es in ihrer Erinnerung um die Liebe früher besser bestellt war. Das Muster von Vertrauen, Optimismus und Sexualität, das sich im kleinen Zeh widerspiegelt, zeigt einige Besonderheiten. Der **Vertrauenszeh** versteckt sich auch zum großen Teil und blickt zurück. Die zwei kleineren Zehen an beiden Füßen zeigen unter Druck stehende Energie in den beiden unteren Chakren an. Das könnte, übertragen auf die korrespondierenden Stellen im Körper, darauf hindeuten, daß es Probleme im Bauch und im Becken gibt. Dort kann entsprechend derartiger Zehenmuster die Körperenergie nicht optimal durchströmen.

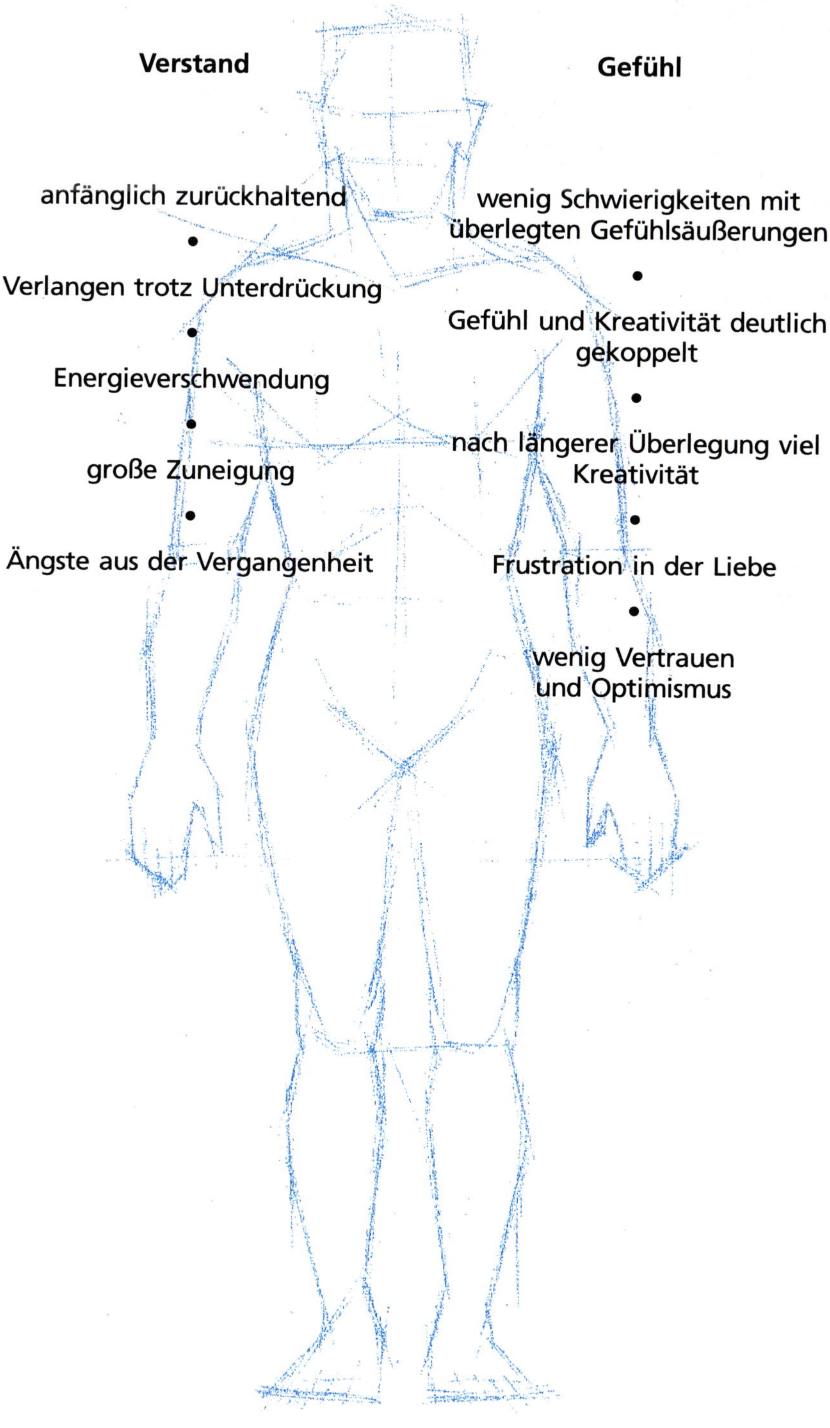

Verstand   **Gefühl**

anfänglich zurückhaltend   wenig Schwierigkeiten mit
                                überlegten Gefühlsäußerungen

Verlangen trotz Unterdrückung
                                Gefühl und Kreativität deutlich
                                gekoppelt

Energieverschwendung
                                nach längerer Überlegung viel
                                Kreativität

große Zuneigung
                                Frustration in der Liebe

Ängste aus der Vergangenheit
                                wenig Vertrauen
                                und Optimismus

Henriëtte

Frau

33 Jahre

63

Michael · Mann · 39 Jahre

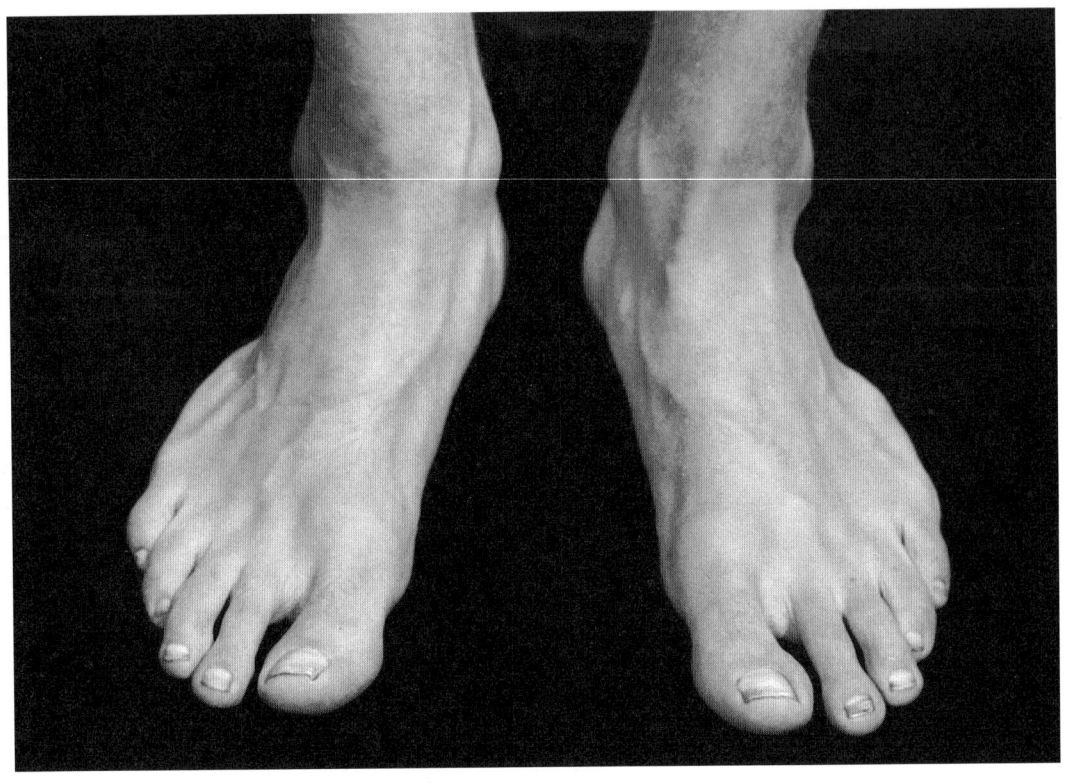

▲	▲
rechts	**links**

rund auslaufender Ätherzeh mit Flaschenhals, leicht gekantet
•
schmaler Wunschzeh, in Blockform
auslaufend
•
Aggressionszeh mit Verkantung und Tropfen
•
kräftiger Zuneigungszeh, der sich unter
dem Aggressionszeh versteckt
Rückblickzeh
•
Angstzeh mit Kralleffekt

breit auslaufender Ätherzeh, sowohl Block-
als auch Rundform
•
breit auslaufender Gefühlszeh, sowohl
Spachtel- als auch Blockform
•
gerader Kreativitätszeh
•
gedrehter, zurückblickender Liebeszeh
•
gekanteter Vertrauenszeh

Michael will immer mehr als er kann und beschäftigt sich mit mehreren Dingen gleichzeitig. Die Ätherzehen sind im Verhältnis zu den anderen Zehen zu kurz.

Der **rechte Ätherzeh** verschmälert sich zu einem Flaschenhals. Dann folgt eine Verbreiterung und eine Abrundung. Die letzte Kuppe macht eine Drehung in Richtung des Wunschzehs. Alles was sich in Michaels Denksektor abspielt, wird erst nach einigem Zweifeln in den Äther gebracht. Zuerst mit Vorsicht, dann mit mehr Kraft. Das zeigt der Flaschenhals und die anschließende Verbreiterung. Das Ende des Zehs spitzt sich wieder zu und wird rund. Das deutet auf gebremste Kraft und gezieltes Formulieren, damit sich ein anderer nicht an den gemachten Äußerungen stören kann. Auf Unzufriedenheit deutet die Drehbewegung der letzten Kuppe mit der Lücke zwischen Ätherzeh und den übrigen Zehen hin. Durch diese Lücke kommen alle Verstandesäußerungen mit Verzögerung in den Äther. Der Zeh sucht Kontakt mit dem Wunschzeh, um die Lücke zu überbrücken und schnelleres Reagieren zu ermöglichen. Hier ist ein Veränderungsprozeß im Gange, der zu spontaneren Äußerungen führen wird. Der **Wunschzeh** ist schmal und scheint bescheiden. Das Ende bietet aber ein anderes Bild. Der Zeh endet in einer Blockform der letzten Kuppe. Diese zeigt, daß, wenn Michael beschlossen hat, daß etwas geschehen soll, nicht gehandelt werden kann. Die anfänglich bescheiden geäußerten Wünsche, werden schließlich mit einem Schlag in den Sand gesetzt. Der Block teilt mit: *Der andere muß ein cleverer Bursche sein, wenn er mich noch aus der Fassung bringen kann.* Der **Aggressionszeh** sucht durch eine Drehung den Wunschzeh auf und überbrückt dadurch eine im Grundsatz vorhandene Lücke. An der letzten Kuppe hängt ein kräftiger Tropfen. Michael stellt seine gesamte Feuerenergie in den Dienst des Blockes am Wunschzeh. Er geht anfänglich mit viel Energie geradewegs auf die Realisation von Wünschen zu. Aber im Laufe des Prozesses wird ein Teil der entstandenen Feuerenergie in den Boden geleitet. Michael gönnt sich keine Zeit, um seine drängenden Wünsche in normalem Tempo zu realisieren. Diese Hektik verursacht mehr Energie im Aggressionszeh als verarbeitet werden kann. Die Energie wird in einem Reservoir, in dem Tropfen, gelagert. Diese Unfähigkeit bei der Verarbeitung der Wünsche führt zu Aggression. Michael wird regelmäßig mit Menschen in Konflikt kommen, die seine Aktionen verzögern. Amtsschimmel und Beamte werden ihn rasend machen. Michael kann sehr schlecht Abstand und Abschied nehmen von dem, was ihm lieb ist. Er klammert sich sehr an Dinge und Menschen, will aber darüber nicht reden und nicht einmal nachdenken. Diese Geschichte erzählt der **Zuneigungszeh**, der ziemlich stark entwickelt ist, aber sich soweit wie möglich versteckt. Es ist auch ein Rückblickzeh. Das heißt Michael ist ein „Wiederkäuer", auch wenn er diese Unfähigkeit nicht äußert und sie verneint. Der **Angstzeh** zeigt, daß Michael diese Emotion am liebsten unterdrücken möchte. Unlust- und Angstgefühle darf es nicht geben, also wird nicht über sie gesprochen, sondern sie werden in den Boden gebohrt.

Michael

Mann

39 Jahre

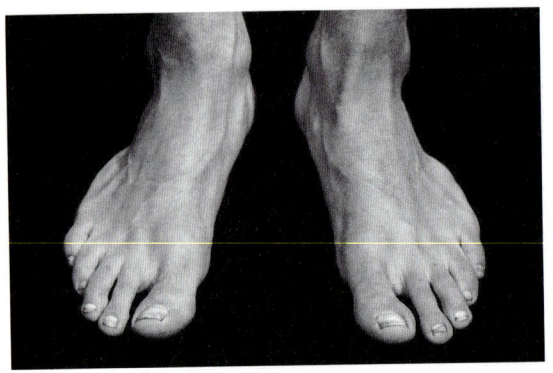

Michaels Gefühlsseite hat wenig Eile, wird aber bei Bedarf sehr wohl nachdrücklich ausgedrückt. Der **linke Ätherzeh** wird allmählich breiter und zeigt am Ende fast eine Blockform, deren scharfe Kanten abgeschmirgelt sind. Das Gefühl, das wegen der Lücke zwischen Gefühls- und Ätherzeh erst nach einiger Zeit geäußert wird, zeigt sich nachdrücklich. Es besteht keine Absicht, andere mit dem Gefühl zu beeinflussen, aber das eigene Gefühl muß gut ankommen. Der **Gefühlszeh** zeigt ein Muster von einigem Zögern. Danach verbreitert sich der Zeh. Hierdurch steht dem Gefühl sozusagen eine „Autobahn" zur Verfügung. Ist die Gefühlsenergie aktiv, schwillt sie allmählich an, um sich mit Nachdruck in einem Kompromiß zwischen einer Spachtel- und einer Blockform zu zeigen. Der **Kreativitätszeh** ist gerade und stabil. Er arbeitet eng mit dem Gefühlszeh zusammen. Ein starkes Paar, das gemeinsam sehr viel leisten kann. Wegen der Lücke zwischen dem Ätherzeh und dem Rest der Zehen dauert es, bis kreative Äußerungen sichtbar werden. Der **Liebeszeh** zeigt, daß Liebe besser in Kreativität umgesetzt werden kann. Trotz der Tatsache, daß die Wasserenergie dieses Zehs das Feuer des Kreativzehs löschen könnte, scheint der Kreativitätszeh darunter nicht zu leiden. Der Liebeszeh ist ein Rückblickzeh, der sich in die Dienste von Schaffungsprozessen stellt. Das liefert Konflikte mit der Außenwelt, weil diese zu wenig Liebe von Michael erhält. Er steckt so fast seine gesamte Liebe in seine eigenen Beschäftigungen. Der **Vertrauenszeh** ist nicht groß und kantet. Alle Energien, die sich im Becken entwickeln, werden etwas anders präsentiert als sie von Michael selbst verarbeitet werden. Er hat nur wenig Vertrauen und Optimismus und wird deren mögliche religiöse Grundlage auch noch verneinen.

Michael
•
Mann
•
39 Jahre

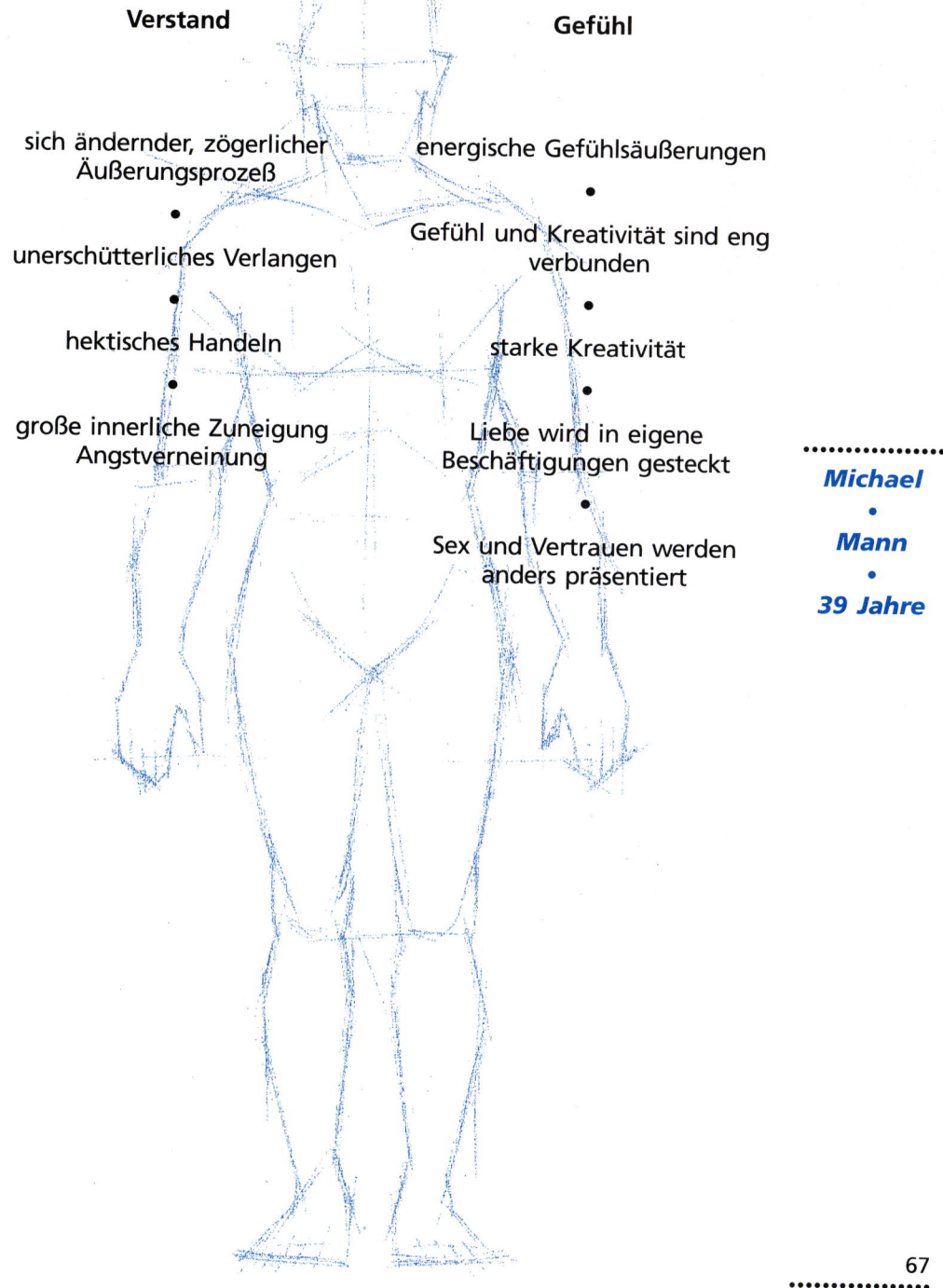

Verstand

Gefühl

sich ändernder, zögerlicher
Äußerungsprozeß

energische Gefühlsäußerungen

unerschütterliches Verlangen

Gefühl und Kreativität sind eng
verbunden

hektisches Handeln

starke Kreativität

große innerliche Zuneigung
Angstverneinung

Liebe wird in eigene
Beschäftigungen gesteckt

Sex und Vertrauen werden
anders präsentiert

Michael

Mann

39 Jahre

Maria · Frau · 26 Jahre

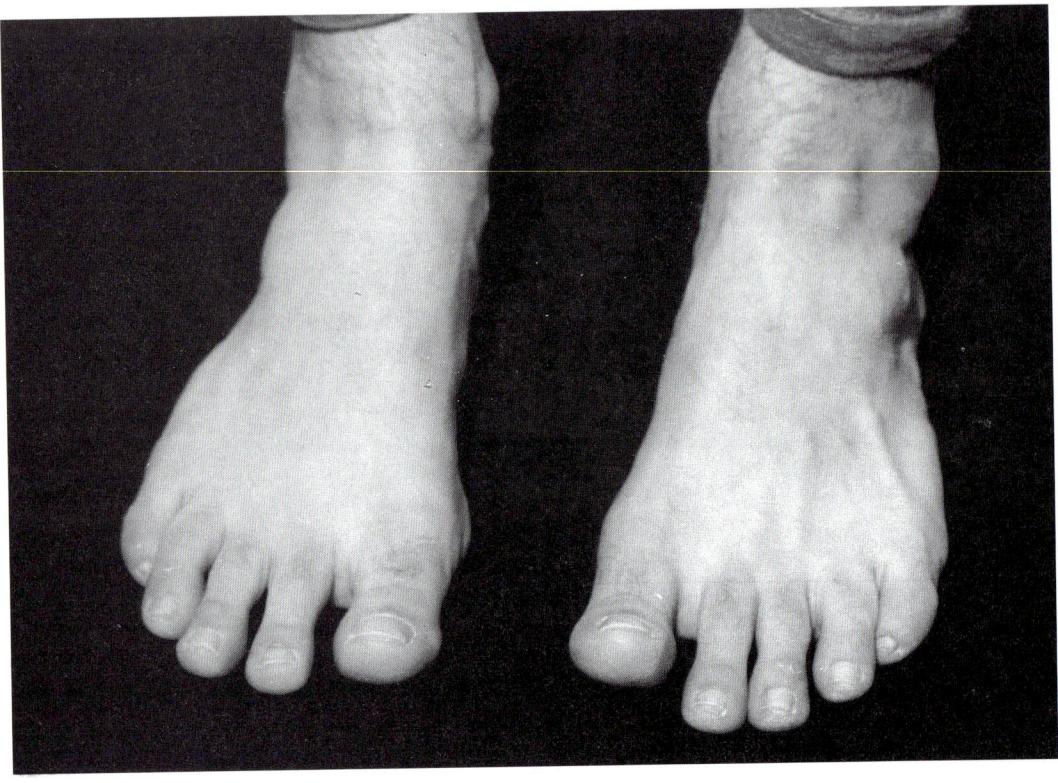

▲

rechts

runder Ätherzeh, nicht geerdet

•

Wunschzeh mit breiter Basis, Flaschenhals
und Verbreiterung

•

flexibler Aggressionszeh mit Flaschenhals
und breitem Auslauf

•

Zuneigungszeh mit Tropfen
Kralleffekt nach der ersten Kuppe

•

relativ kleiner Angstzeh

▲

links

großer jubelnder Ätherzeh

•

etwas gekniffener gerader Gefühlszeh mit
asymmetrischem Ende

•

Kreativitätszeh mit Flaschenhals und
Hornhautverdickung

•

leichte Spachtelform

•

kräftiger Liebeszeh mit Tropfen

•

spitz zulaufender, beweglicher
Vertrauenszeh

Es sind große Lücken zwischen den beiden Ätherzehen und dem Rest der Zehen vorhanden. Nachdenkliches Handeln und Reagieren gehören hierzu. Man darf von Maria nie eine spontane Reaktion erwarten. Wenn sie einmal redet, dehnt sich ihre Geschichte allmählich immer weiter aus (Verbreiterung des großen Zehs). Weil die beiden Ätherzehen rund enden, darf gefolgert werden, daß Maria auf die Gefühle anderer Leute Rücksicht nimmt. Sie wird alles freundlicher sagen als sie es eigentlich vorhat.

Marias **rechter Ätherzeh** ist durch eine ziemlich große Lücke erheblich von ihrem Wunschzeh entfernt. Das läßt an einen Schachspieler denken, der lange nachdenkt, bevor er seinen Zug macht. Außerdem ist das Zehenende durch die Neigung, nach oben zu zeigen, nicht geerdet. Wenn das Leben zu hart für sie wird, kann Maria immer noch in Träumereien und Phantasien entkommen. Der **Wunschzeh** ist an der Wurzel kräftig, wird dann zu einer Flaschenhalsform gekniffen und nimmt am Ende wieder die ursprüngliche Breite an. Das Zehenende ist rund. Dieses Bild bedeutet: anfängliches Wissen, was man will, danach kommt die Überlegung und anschließend wird der Wunsch geäußert (wegen der Lücke erst nach zwei- oder dreimaligem Überlegen). Die Manipulierbarkeit des Wunschzehs stellt eine zusätzliche Komplikation dar, da sie dadurch auf ihre Umgebung reagieren kann und wird. Alles zusammengenommen läßt den Schluß zu, daß von dem, was Maria will, nicht viel zustandekommt. Das zeigt sich darin, daß es noch eine Lücke zwischen Wunschzeh und Aggressionszeh gibt. Der **Aggressionszeh** verschmälert sich nach der ersten Kuppe, endet in einem deutlichen Flaschenhals und explodiert dann sozusagen. Wenn Maria erst einmal aktiv wird, zeigt sie unerwartet starke Aktionen. Dies unter dem Motto: *Ich muß wenigstens etwas aus meinem Wunschpaket realisieren.* Die Manipulierbarkeit des Aggressionszehs und die Verzögerung führen zu sinnloser Boshaftigkeit und Aggression auf alles und jedermann. Der **Zuneigungszeh** macht bereits nach der ersten Kuppe eine Verneigung in Richtung Erde und hat am Ende einen Tropfen. Noch bevor etwas erreicht wurde, ist schon die Rede von Zuneigung. Der Zuneigungzeh sucht den Aggressionszeh auf und fordert ein Resultat, bevor es möglich ist. Der **Angstzeh** ist im Verhältnis zu den übrigen Zehen sehr klein. Da ist wenig Energie vorhanden. Er versteckt sich auch noch. Maria hat selten Angst. Sie redet nicht darüber, und wenn Unruhe oder Angst sie belasten, kann sie immer noch eine Ausweichungsmöglichkeit in Träumereien finden.

Der **linke Ätherzeh** hat etwas mehr Volumen als der rechte Kollege. Das ist ein wahrer Jubelzeh, der mit dem Ende nicht auf den Boden zu bekommen ist. Hier ist sehr viel Phantasie vorhanden. Diese findet ihren Ursprung im Irrationalen. Es ist so gut wie unmöglich zu klären, welche Energien für diese ungestümen Phantasien verantwortlich sind. Die Lücke zwischen dem Ätherzeh und dem Gefühlszeh ist groß. Energie, die zum Ätherzeh unterwegs ist, kommt dort so spät an, daß der dazugehörende Gedanke bereits verflacht ist und mit der Phantasie vermischt wird,

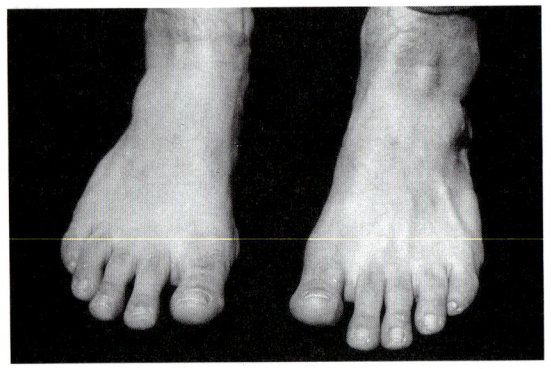

die im Gange ist. Was sich in Marias Gefühlswelt abspielt, ist für Außenstehende nicht nachvollziehbar. Was sie an Gefühlen in den Äther bringt, verwirrt hauptsächlich sie selbst, aber auch Menschen, die mit ihr zu tun haben. Der **Gefühlszeh** ist gerade. Das Gefühl kann ohne Problem entstehen und nach einer leichten Verzögerung (die etwas gekniffene zweite Kuppe) zur Entfaltung kommen. Vorzugsweise wird das Gefühl in etwas Kreatives umgesetzt. Der Umweg zum Äther ist weit. Aus diesem Grund sucht dieser Zeh mit dem asymmetrischen Ende den Kreativitätszeh auf. Der **Kreativitätszeh** scheint zuerst eine enge Verbindung mit dem Gefühl einzugehen. Nach längerer Überlegung entstehen Verzögerung und Zweifel (Flaschenhals der zweiten Kuppe). Hiernach wird so unauffällig wie möglich entschieden, (Hornhautverdickung, wo der Zeh wieder breiter wird) eng mit dem Gefühlszeh zusammenzuarbeiten (der sich dort schließlich zu einer leichten Spachtelform hinkantet). Dieses ziemlich komplizierte Bild von ja/nein führt letztendlich (wenn die Enden des Gefühlszehs und des Kreativitätszehs einander finden) zu unerwartet schönen kreativen Äußerungen. Der **Liebeszeh** ist von kräftiger Struktur und hat einen Tropfen, der für besonderen Erdkontakt sorgt. Liebe ist nachdrücklicher und reichlicher vorhanden als sichtbar ist (Tropfen). Der **Vertrauenszeh** zeigt, daß Optimismus, Vertrauen und Sexualität an der Basis (an der Wurzel) stark gehäuft sind. Bei der Entwicklung dieser Energien wird der Liebeszeh nachdrücklich aufgesucht. Der Vertrauenszeh versucht sich, jedoch ohne Erfolg, unter dem Liebeszeh zu verstecken. Er ist auch viel beweglicher als man erwartet. Maria scheint sich ihre sexuellen Empfindungen leichter einzugestehen, wenn sie durch Liebe verursacht werden. Auch werden Schübe von Optimismus und Vertrauen akzeptiert. (Schübe, weil der kleine Zeh spitz zuläuft.)

Maria

•

Frau

•

26 Jahre

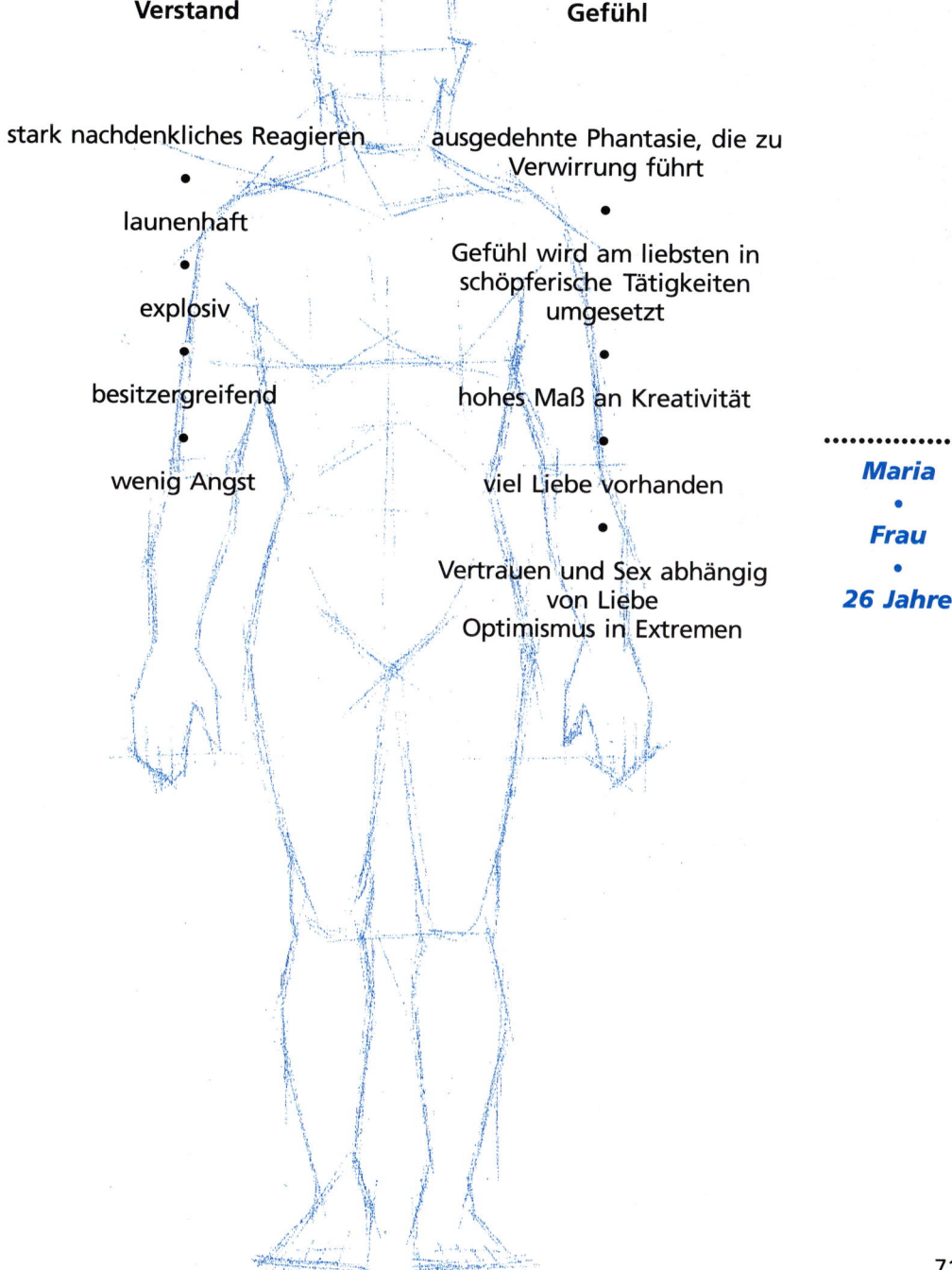

Verstand   **Gefühl**

stark nachdenkliches Reagieren   ausgedehnte Phantasie, die zu
                ●   Verwirrung führt
                                          ●
        launenhaft
            ●   Gefühl wird am liebsten in
                                 schöpferische Tätigkeiten
        explosiv   umgesetzt
            ●   ●

    besitzergreifend   hohes Maß an Kreativität
            ●   ●

        wenig Angst   viel Liebe vorhanden
                                          ●

                                 Vertrauen und Sex abhängig
                                        von Liebe
                                 Optimismus in Extremen

Maria
●
Frau
●
26 Jahre

Tom · Mann · 34 Jahre

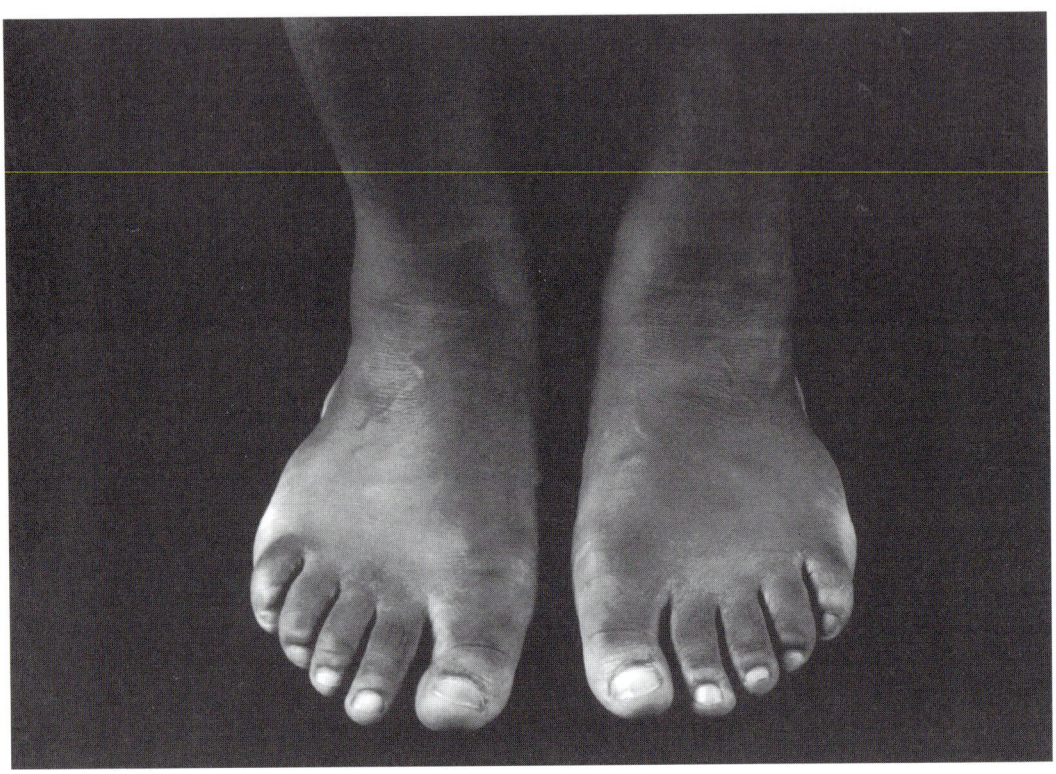

▲
rechts

runder Ätherzeh
gedreht
•
großer, langer Wunschzeh
rundes Ende
kann eingezogen werden
•
kräftiger Aggressionszeh
•
gekrümmter, zurückblickender
Zuneigungszeh
•
zurückblickender Angstzeh
mit gekrümmter Spitze

▲
links

runder Ätherzeh mit Eilaspekt
•
langer, gerader Gefühlszeh
eckiges Ende
kann eingezogen werden
•
runder Kreativitätszeh
kann eingezogen werden
•
kräftiger, spitzer, zurückblickender Liebeszeh
•
dicker, spitzer, zurückblickender
Vertrauenszeh

Bei der Analyse fällt sofort auf, daß Tom seine zweiten und dritten Zehen sehr leicht einziehen kann; sie sind wie dafür geschaffen. Es ist auch gut zu sehen, daß er es leicht hat, sein Gefühl auszudrücken. Rationale Dinge stehen bei ihm an zweiter Stelle.

Der **rechte Ätherzeh** ist rund und etwas gedreht. Das deutet auf Takt und Anpassungsfähigkeit hin. Die Drehung zeigt, daß Tom öfter während des Erzählens seine Geschichte nachbessert. Er ändert fortwährend die Richtung der ursprünglichen Geschichte und paßt sie so an, daß sie beim Zuhörer besser ankommt. Zwischen dem großen und dem zweiten Zeh ist eine Lücke. Tom drückt also nicht sofort, sondern erst nach einiger Zeit aus, was er denkt. Toms **Wunschzeh** ist länger als der große Zeh, rund und dauernd eingezogen. Dieser Zeh zeigt, daß Tom immer mit mehreren Dingen gleichzeitig beschäftigt ist. Er hat viel Ehrgeiz, der sich aufgrund der runden Form nicht auf Kosten anderer auswirkt. Tom achtet sehr aufmerksam darauf, was seine Umgebung über seine Wünsche denkt. Er nimmt etwas „Gas zurück", auch wenn er nur eben vermutet, mißbilligende Signale auffangen zu können. Sobald sich alles beruhigt hat, tut er doch genau das, was er ursprünglich wollte. Die Anpassung an die Umgebung war nur Schein. Der **Aggressionszeh**, der einen guten Kontakt zum Wunschzeh hat, zeigt, daß Tom leicht in Aktion kommt. Ideen werden ohne weiteres umgesetzt. Auch dieser Zeh kann eingezogen werden. Das bedeutet, daß Tom häufig ein Bild präsentiert, das weniger Aktivität zeigt als in Wirklichkeit vorhanden ist. In diesem Sinne reagiert er von vornherein vorbeugend, damit seine Umwelt glaubt, er hätte sich an ihre Wünsche angepaßt. Das ist jedoch lediglich Schein. Nachdem der Zeh beispielsweise eine Zeit lang eingezogen war (Zurückhaltung), federt er bei ruhiger See wieder nach vorn (er führt trotzdem aus, was er sich ursprünglich vorgenommen hatte). Der krumme, zurückblickende, ziemlich spitze **Zuneigungszeh** läßt erkennen, daß Tom gern kontrolliert und überwacht, was er bereits erworben hat. Wenn ihm etwas genommen wird, führt dies zu Zorn oder Aggression. Dann ist er nicht mehr der freundliche, taktvolle Mensch, der er normalerweise ist. Durch den Zurückblickeffekt werden die Elemente Feuer (Aggressionszeh) und Wasser (Zuneigungszeh) miteinander konfrontiert, und das führt zu Launen, bei denen einiges zum Vorschein kommt. Der **Angstzeh** ist nicht so groß, also hat Tom auch nicht so viel Unsicherheit und Angst. Durch die Krümmung wird die Angst in die Erde abgeleitet und nicht geäußert. Er zieht es vor, Unsicherheit und Angst in seiner Kommunikation nicht zum Ausdruck kommen zu lassen.

Der **linke Ätherzeh** ist rund und steht mit dem Ende nachdrücklich auf dem Boden. Gefühle werden somit leicht und freundlich geäußert. Hier ist im Vergleich zum rechten Fuß keine Lücke vorhanden, die die Äußerung verzögert. Am linken großen Zeh findet sich eine Verdickung, die größer als am rechten Fuß ist. Das bedeutet, daß Tom einem eher behilflich sein wird, wenn man ihn mit emotionalen anstelle von rationalen Argumenten zu überzeugen versucht. Der am meisten ins Auge sprin-

Tom
•
Mann
•
34 Jahre

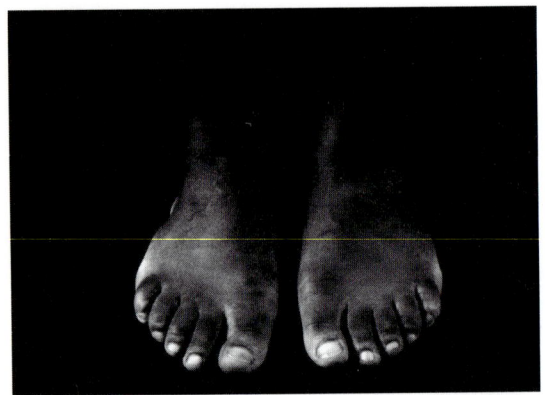

gende Zeh ist bei Tom der **Gefühlszeh**. Er ist lang, beinahe spachtelförmig, steht fest auf dem Grund und wird fortwährend eingezogen Dieser Zeh hat durch die Asymmetrie zum Kreativitätszeh auch einen leichten Eilaspekt. Gefühl muß dadurch schnell in kreative Äußerungen umgesetzt werden. Der **Kreativitätszeh** steht unter dem Druck des Gefühlszehs. Tom reagiert primär von der Gefühlsebene aus. Dennoch wird dieser Zeh regelmäßig eingezogen. Wenn er nur denkt, jemand in seiner Umgebung hält ihn für zu aktiv oder wenn er vermutet, seine Umwelt akzeptiert seine kreativen Äußerungen nicht, paßt er sich anscheinend an. Aber es zeigt sich immer wieder, daß Tom nicht dabeibleibt, seine Energie lange bei sich zu behalten, und genau dann, wenn man denkt, er hätte etwas „Gas zurückgenommen", braust seine Kreativität wieder auf. Der große **Liebeszeh** sucht vorzugsweise den Kreativitätszeh auf. Es wird also auch viel Liebe in den kreativen Äußerungen verarbeitet. Durch das spitze Zulaufen des Zehs wird die Liebe wahrhaftig speerförmig, in überwältigender Menge und launenhaft geäußert. Danach sieht es aus, als seien Gefühl und Liebe wieder verschwunden. Liebe wird nur physisch in großem Maß umgesetzt. Der kräftige und spitze **Vertrauenszeh** beugt sich zur Erde und sucht den Liebeszeh auf. Tom wird von Zeit zu Zeit mit viel Vertrauen und sexuellen Äußerungen konfrontiert. Der kleine Zeh auf der linken Seite sucht den Liebeszeh auf, was bedeutet, daß Sexualität für Tom immer mit Liebe verbunden ist.

Tom

Mann

34 Jahre

Verstand   **Gefühl**

taktvoll
zuvorkommend   bringt Gefühle schneller zum
                                        Ausdruck
•
                                              •
will viel, zeigt das aber nicht
immer   viel Gefühl, das nur dann
                                        geäußert wird, wenn die
•   Umgebung dies zugesteht

paßt sich tatkräftig den   •
Umständen an
                                   hält Kreativität zurück, wenn
•   die Umgebung sie nicht
                                            akzeptiert   ....
hütet, was er erworben hat   *Tom*
                                              •   •
•   *Mann*
                                   viel Liebe, wird hauptsächlich   •
verleugnet Unsicherheit   schwallartig und über   *34 Jahre*
                                   Kreativität geäußert

                                              •

                                   Von Zeit zu Zeit viel Vertrauen
                                   und sexuelle Aktivität

Saskia • Frau • 39 Jahre

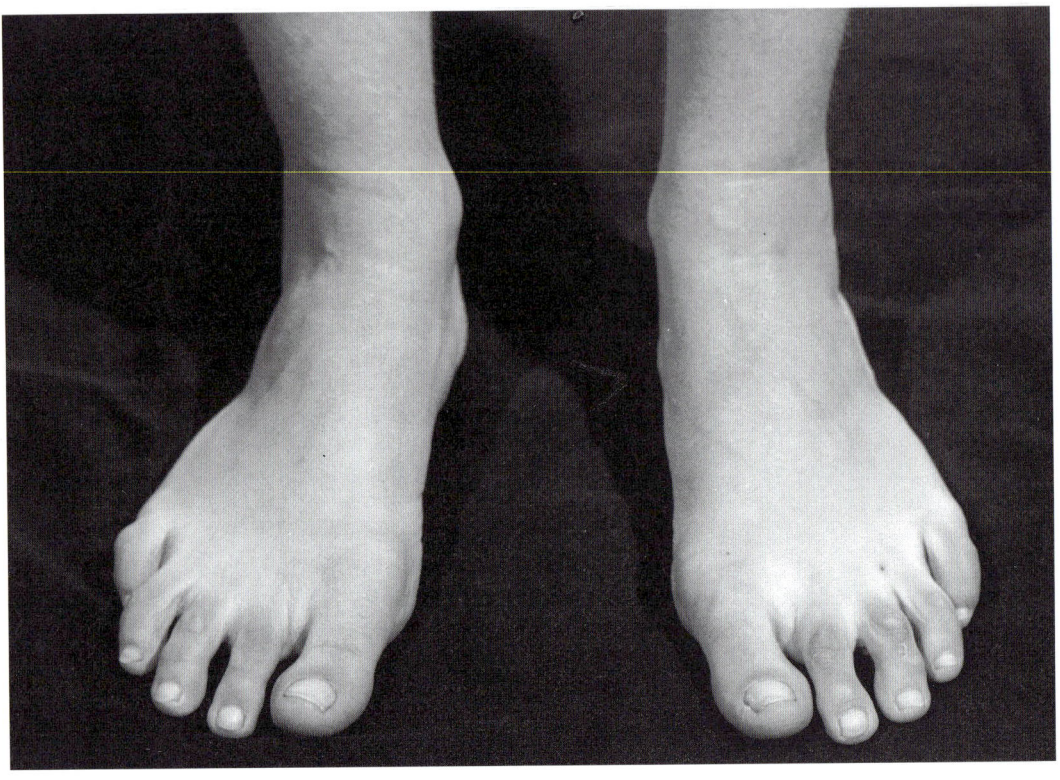

▲
rechts

▲
links

Ätherzeh mit Flaschenhals
rund und breit auslaufend

leichte Knotenbildung an der Basis des
Ätherzehs

•

•

flexibler Wunschzeh mit breiter Wurzel
etwas Hornhaut an der Basis

Gefühlszeh mit breiter Wurzel
Flaschenhals und eckigem Ende

•

•

kräftiger Aggressionszeh mit Kralleffekt
etwas Hornhaut an der Basis

Kreativitätszeh mit Hornhaut auf der ersten
Kuppe
Kralleffekt an der Basis
eckiges Ende

•

Zuneigungszeh mit Kralleffekt

•

•

krallender Angstzeh

Liebeszeh mit etwas Hornhaut
leichter Kralleffekt

•

stark angespannter Vertrauenszeh
Kralleffekt

Saskias Füße spiegeln so viele verschiedene Arten von Energie wider, daß sie selbst dadurch in Verwirrung geraten muß, geschweige, daß ihre Umgebung überhaupt schlau aus ihr werden kann. Saskia ist auf der Suche nach ihrer Identität. Die kräftigen Wurzeln der großen Zehen halten so viel Energie fest, daß die Ätherzehen nicht gut zur Entwicklung kommen können. Dies kann zu einer Knotenbildung führen, die dann bedeutet, daß Saskia sich sehr viel gefallen läßt und dazu neigt, sich den Wünschen anderer unterzuordnen. Beide Ätherzehen sind im Verhältnis zu den anderen Zehen nicht ausreichend lang. Chaos und Unordnung sind das Resultat. Durch das Gesamtbild des linken Fußes kommt zum Ausdruck, daß sie vieles verschleiert. Dies wird auch durch die kräftige Hornhautbildung auf dem Luft- und dem Feuerzeh bestätigt.

Der **rechte Ätherzeh** hat einen Flaschenhals, der Zaudern anzeigt. Danach tritt eine Verbreiterung auf, die einen Umschwung in Form von Entschlossenheit ankündigt. Dennoch wird gleich wieder „abgebremst" und alles, was sie hätte sagen wollen, abgeschwächt und scharfe Kanten entfernt. Der Zeh endet nämlich rund. Der **Wunschzeh** hat eine breite Wurzel mit etwas Hornhaut, hat wenig Energie und steht isoliert. Darüber hinaus kann dieser Zeh manipuliert werden. Saskia redet spontan sehr viel, aber verzichtet dann zum größten Teil auf ihre Wünsche. Sie ist fähig, sie betreffende Dinge und solche, die sie will, ohne Probleme abzustellen; alles unter dem Motto: *„Ich habe gelernt, daß der Großteil dessen, was ich will, doch nicht realisiert wird."* Das stimmt, denn der **Aggressionszeh** hat bei weitem keinen Anschluß zum Wunschzeh. Erst nach einem langen Umweg kann Saskia ab und zu zur Tat schreiten. Der Aggressionszeh zeigt an der Wurzel, oben auf dem Zeh, etwas Hornhautbildung. Es scheint so zu sein, daß Saskia, wenn sie einmal aktiv wird, das im Grunde ungebührlich findet. Feuerenergie hat sie in ausreichender Menge. Der Aggressionszeh ist kräftiger als der Wunschzeh. Dieser Unterschied im Umfang deutet auf den Widerspruch zueinander hin. Um dies zu kompensieren, wird die Energie, die zu Aktionen führt, mit einer Krallbewegung in die Erde abgeführt. Weil es Energien gibt, die nicht zur Anwendung kommen, sind Aggression und Bosheit die Folge. Der **Zuneigungszeh** krallt sich in Richtung Boden und bohrt überzeugend alle aufkommenden Gedanken in den Grund. Zuneigung und besonders den als unredlich empfundenen Zwang, mühselig erreichte Dinge loslassen zu müssen, wird nicht gezeigt, sondern in den Boden gebohrt. Der **Angstzeh** teilt mit, daß Angst total verneint und so schnell wie möglich in die Erde abgeleitet wird. Es kann also darüber gesprochen werden.

An der Basis des **linken Ätherzehs** ist reichlich Energie vorhanden. Hier wird Hilfsbereitschaft und Unterordnung bis zur Selbstaufgabe verlangt. Das Äußern von Gefühlen klappt noch nicht sehr gut, aber der Ätherzeh sucht den Gefühlszeh auf und findet offensichtlich während des Fußabrollens Kontakt. Die Formen scheinen „eingeschliffen zu sein". Würde sich die breite Form an der Wurzel des **Gefühlszehs** im restlichen Zeh fortsetzen, würde man vor der Menge des Gefühls erschrecken. Die-

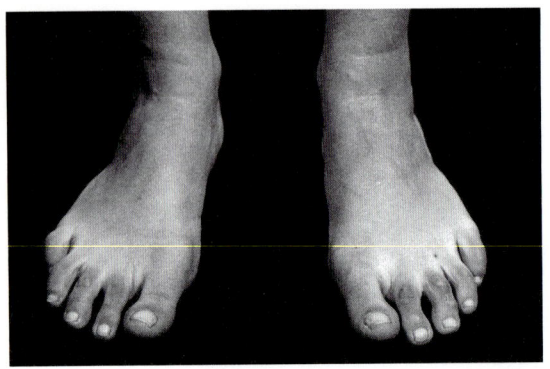

se Potenz wird durch die Hornhautbildung an der Wurzel getarnt. Danach stagniert das Gefühl in einem Flaschenhals, entschließt sich aber doch, so breit und kräftig wie möglich nach außen zu kommen. Die Kompromißlosigkeit kann an dem eckigen Ende des Gefühlszehs abgewiesen werden. Der **Kreativitätszeh** zeigt das Bild von „nicht wissen, was man will", also des Zweifelns. Der kräftige Zeh wird zuerst durch etwas Hornhaut getarnt. Dann wird durch Krallbewegung die Kreativität in die Erde abgeleitet. Kurz bevor sie in den Boden verschwindet, erscheint es doch besser, mit dem Gefühlszeh zusammenzuarbeiten, um letztendlich doch eine kreative Äußerung zu erhalten. Das Ende des Kreativitätszehs setzt sich gerade rechtzeitig flach und fest auf den Boden. Das eckige Ende dieses Zehs teilt mit, daß jetzt die Energie und die Kreativität ohne Umschweife und ohne Kompromisse geäußert werden. Nichts darf im Wege stehen. Entschlossenheit ist die Summe aller Zweifel. Der **Liebeszeh** besitzt auch etwas Hornhaut. Die Liebe wird dem Auge entzogen, kommt nicht besonders gut zur Entwicklung und fließt durch die Krallbewegung teilweise zur Erde ab. Der **Vertrauenszeh** ist stark angespannt. Hier herrscht eine große Aktivität, die ein Muster durchbrechen muß. Das Vertrauen in die Zukunft ist mächtig und sexuelle Reize warten darauf, zugelassen und ausgelebt zu werden.

Saskia

•

Frau

•

39 Jahre

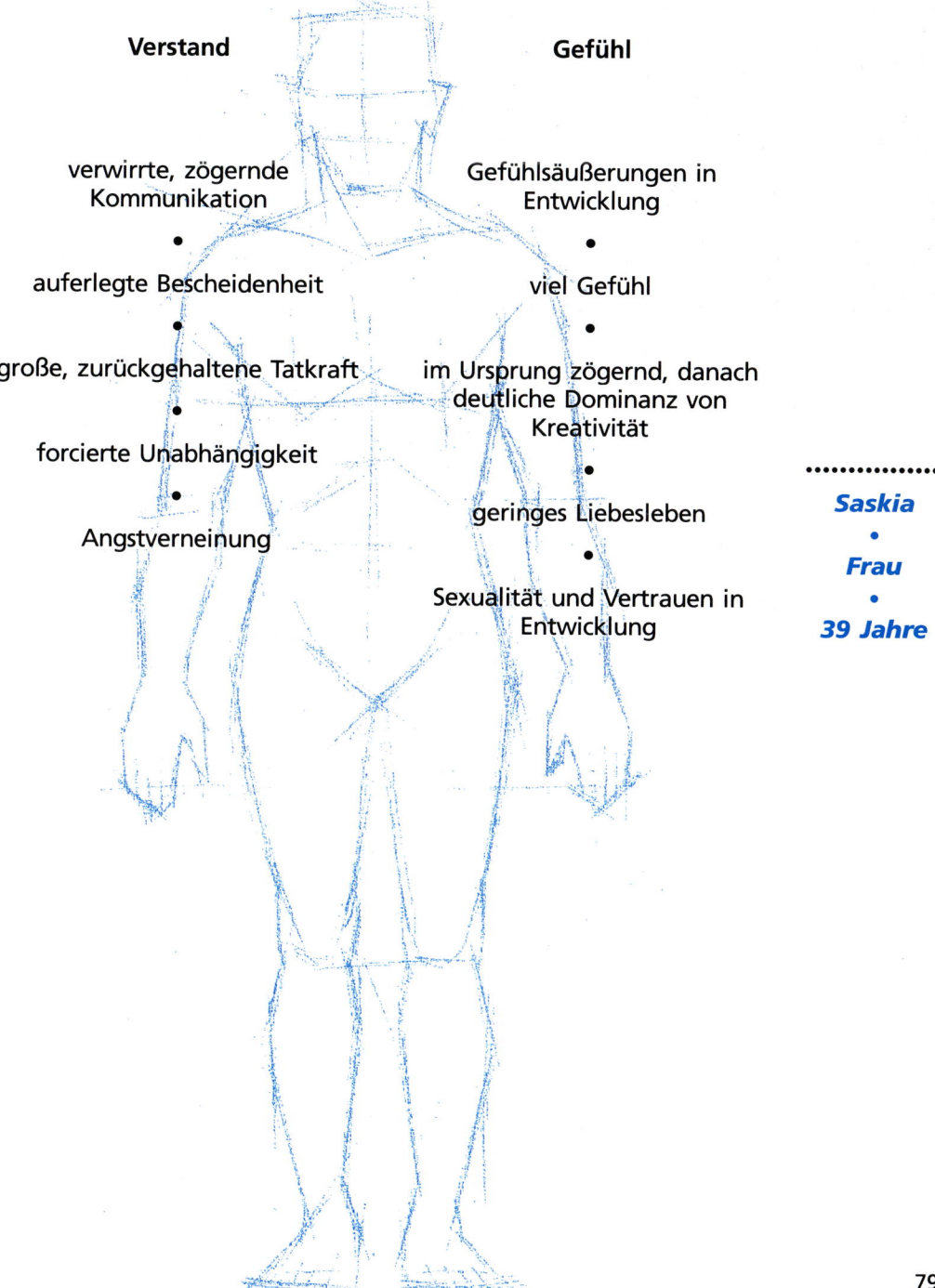

Verstand

Gefühl

verwirrte, zögernde
Kommunikation

Gefühlsäußerungen in
Entwicklung

auferlegte Bescheidenheit

viel Gefühl

große, zurückgehaltene Tatkraft

im Ursprung zögernd, danach
deutliche Dominanz von
Kreativität

forcierte Unabhängigkeit

Angstverneinung

geringes Liebesleben

Sexualität und Vertrauen in
Entwicklung

Saskia

Frau

39 Jahre

Paul • Mann • 28 Jahre

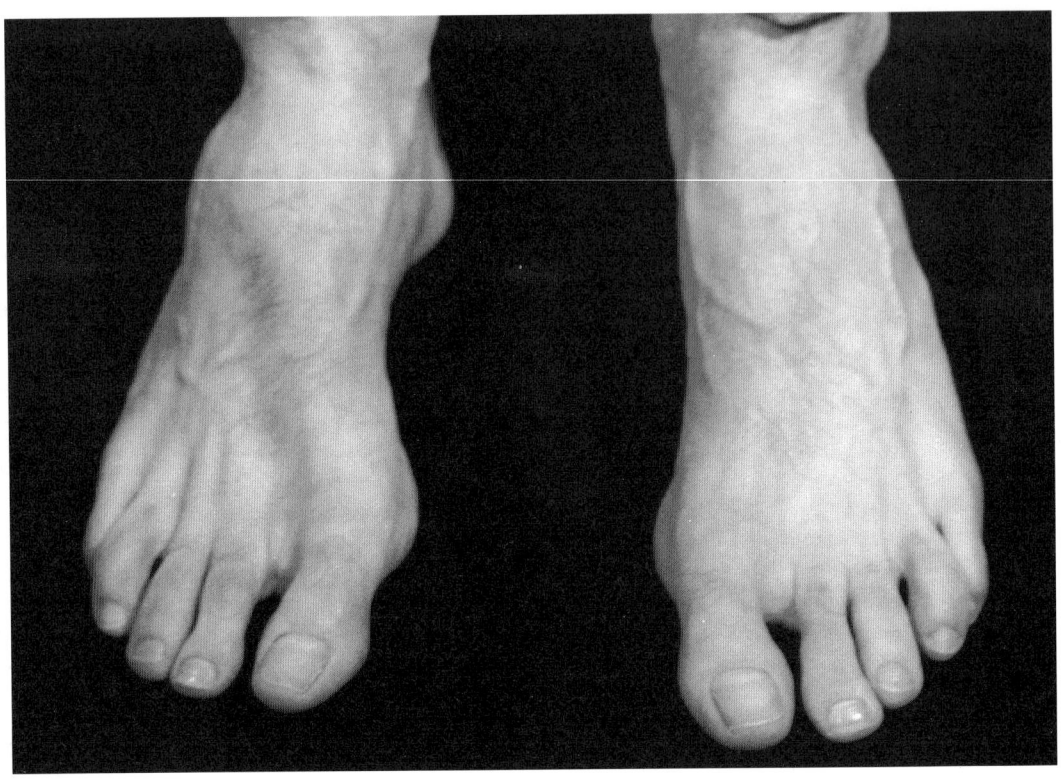

▲ rechts   ▲ links

rechts

Ätherzeh mit Basisknoten und Flaschenhals
•
Wunschzeh mit leichter Hornhautbildung
auf der ersten Kuppe
Flaschenhals
gerade Spitze
an einer Seite etwas abgerundet
•
runder, kräftiger Aggressionszeh
•
Zuneigungszeh mit Kralleffekt
•
versteckter Angstzeh

links

kräftiger Ätherzeh mit Basisknoten
leicht spitz zulaufender Flaschenhals
•
breit auslaufender, hektischer Gefühlszeh
•
stabiler, rechter Kreativitätszeh
•
krallender, kräftiger und zurückblickender
Liebeszeh
•
gerader Vertrauenszeh

Auffällig sind die Knoten an der Basis des Ätherzehs. Darüber hinaus zeigt sich eine deutliche Lücke zwischen Ätherzeh und Wunschzeh. Diese Lücke wird am linken Fuß etwas überbrückt. Auf diesem Bild ist zu erkennen, daß Paul ein hilfsbereiter Gefühlsmensch ist, der sich als Zweifler im intellektuellen Bereich darstellt.

Der **rechter Ätherzeh** entspringt einem Reservoir, das auf Hilfsbereitschaft hindeutet. Nach der Wurzel wird der Zeh in einer fließenden Linie schmaler und entwickelt einen Flaschenhals. Danach, wiederum in einer fließenden Linie, wird der Zeh breiter und verschmälert sich schließlich wieder. Dieses Bild gibt an, daß Paul ein Mann ist, der in fließenden Wellenbewegungen von erheblichem Reden in bedachtsame Verschwiegenheit übergeht. Letztendlich, wenn es darauf ankommt, wird er unsicher oder bescheiden und läßt andere zuerst zu Wort kommen. Dieses „andere zuerst zu Wort kommen lassen" zeigt sich in der Form der letzten Kuppe, die sich selbst allmählich unterzuordnen scheint. Die Lücke zwischen **Wunschzeh** und Ätherzeh zeigt, daß intellektuelle Dinge nicht gleich in den Äther gebracht werden. Über Verstandessachen redet Paul erst nach reiflicher Überlegung. Der Wunschzeh ist an der Wurzel von etwas Hornhaut bedeckt. Es scheint so zu sein, daß Paul sich schämt, seine Gefühle zu äußern. Dieses Bild wird darüber hinaus durch die Flaschenhalsform verstärkt, die auf die Hornhautverdickung folgt. Er bremst ab, obwohl es ihm schwerfällt. Schließlich rückt er mit seinen Wünschen heraus. Der Wunschzeh versucht dann, eine Blockform zu bilden, aber auch daran wird gezweifelt. Zur Seite des Äthers hin werden die Wünsche abgeflacht, abgerundet, zur Seite des Aggressionszehs gibt es mehr Sicherheit. Der Gipfel des Zehs ist fast gerade. Das bedeutet, daß schließlich Pauls Wille Gesetz ist. Er wird einiges unternehmen, um das, was er will, in die Tat umzusetzen. Darüber reden mag er nicht gerne. Der **Aggressionszeh** ist im Vergleich zum Wunschzeh sehr kräftig. Paul hat genügend Energie, um alles, was er will, aktiv anzugehen. Der Aggressionszeh zeigt durch seine stabile Form, daß er dies in einer stabilen, ausgeglichenen Weise tut. Paul achtet darauf (das Ende ist rund), daß er mit seinen Aktionen keinem Menschen schadet. Der krallende **Zuneigungszeh** scheint auszudrücken: *Zuneigung? Fort damit, das ist nichts, worauf man stolz sein kann.* Deswegen sollte man möglichst nicht über irgendeinen Verlust reden. Der **Angstzeh** ist völlig versteckt. Über Unlust- und Angstgefühle sollte, sofern es Paul anbelangt, überhaupt nicht gesprochen werden.

Der **linke Ätherzeh** zeigt große Ähnlichkeit mit dem rechten, ist aber vom Umfang her kräftiger. Hilfe anzubieten, sich in den Dienst anderer zu stellen, ist für Paul selbstverständlich. Er stellt gefühlsmäßige Argumente über intellektuelle. Der Flaschenhals und das spitz zulaufende Ende zeigen eingebautes Zaudern. Die Lücke zwischen Ätherzeh und Gefühlszeh ist kleiner als im rechten Fuß. Mit Gefühlsäußerungen wird weniger lange gewartet als mit dem Ausdruck intellektueller Äußerungen. Der **Gefühlszeh** wird immer breiter. Gefühle, die sich an der Basis

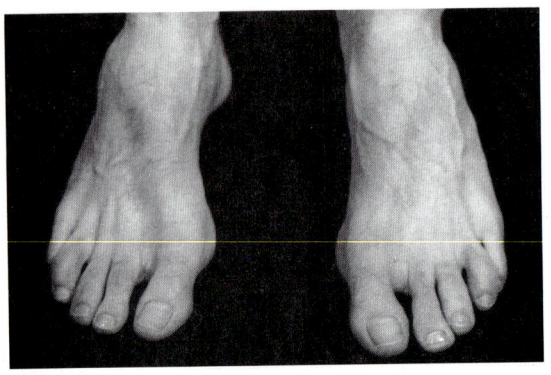

entwickeln, werden allmählich stärker. Das breite Ende scheint sich vom Äther abzuwenden und sucht mit Nachdruck den Kreativitätszeh auf. Es scheint, als hätte er schon einmal direkten Kontakt mit dem Ätherzeh gehabt. Dieses Bild läßt vermuten, daß Paul mit dem Äußern seiner Gefühle Schiffbruch erlitten hat. Jetzt richtet er sich mit seinem Gefühl auf kreative Dinge. Der Gefühlszeh ist auch ein Eilzeh. Es ist sehr viel Gefühl vorhanden, und dieses Gefühl sollte auch so schnell wie möglich in Kreativtät umgesetzt werden. Der **Kreativitätszeh** ist schön gerade und zeigt im Gesamtbild die größte Stabilität. Pauls Stärke liegt in der Entwicklung aus Feuerenergie zu Tatkraft. Das gilt um so mehr, als das Luftelement des Gefühlszehs das Feuerelement des Kreativitätszehs anfacht. Der **Liebeszeh** krallt und schaut zurück. Der an sich forsche und ziemlich lange Liebeszeh fügt sich in die Linie der anderen Zehen ein. Die vorhandene Liebe wird in den Boden gebohrt und nicht entwickelt. Hieraus spricht Beeinflussung von außen. Es wurde für Liebesäußerungen Lehrgeld bezahlt, das hat geschmerzt und wird nicht wieder vorkommen: dann besser in den Boden ableiten. Da der Liebeszeh sich vom Vertrauenszeh abwendet, aber Kontakt mit der Erde sucht, kann festgestellt werden, daß die Liebesenergie von Paul in sexuelle Äußerungen umgesetzt wird. Der **Vertrauenszeh** ist sehr gerade, wird aber durch den Liebeszeh aus dem Bild gehalten. Vertrauen und Optimismus sind ausreichend vorhanden. Ein sehr gerader Vertrauenszeh deutet auf ein sexuelles Erlebnis ohne Probleme oder Frustrationen hin. Das geschieht bei Paul aber außerhalb seines gesellschaftlichen Bildes.

Die Energieströme in den zwei unteren Chakren stehn in völligem Ungleichgewicht mit dem Bild, das die übrigen Zehen anbieten. Die Schlußfolgerung deutet dann auch dahin, daß bei Paul mögliche physische Probleme vor allem auf den Gebieten der unteren Chakren, im Bauch und im Becken vorkommen werden.

Paul

•

Mann

•

28 Jahre

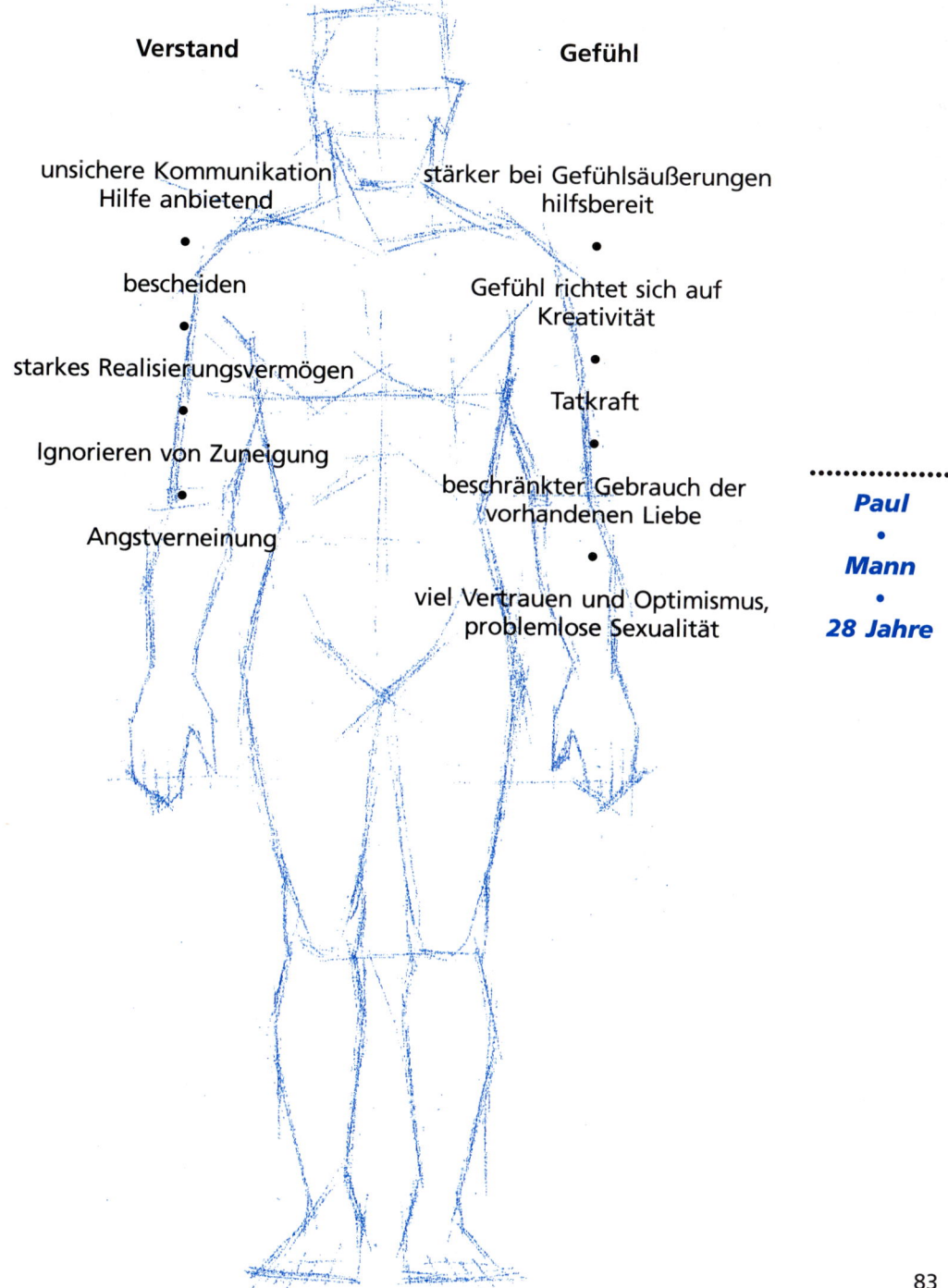

Verstand

Gefühl

unsichere Kommunikation
Hilfe anbietend
•

stärker bei Gefühlsäußerungen
hilfsbereit
•

bescheiden
•

Gefühl richtet sich auf
Kreativität
•

starkes Realisierungsvermögen
•

Tatkraft
•

Ignorieren von Zuneigung
•

beschränkter Gebrauch der
vorhandenen Liebe
•

Angstverneinung

viel Vertrauen und Optimismus,
problemlose Sexualität

Paul
•
Mann
•
28 Jahre

Jacqueline · Frau · 42 Jahre

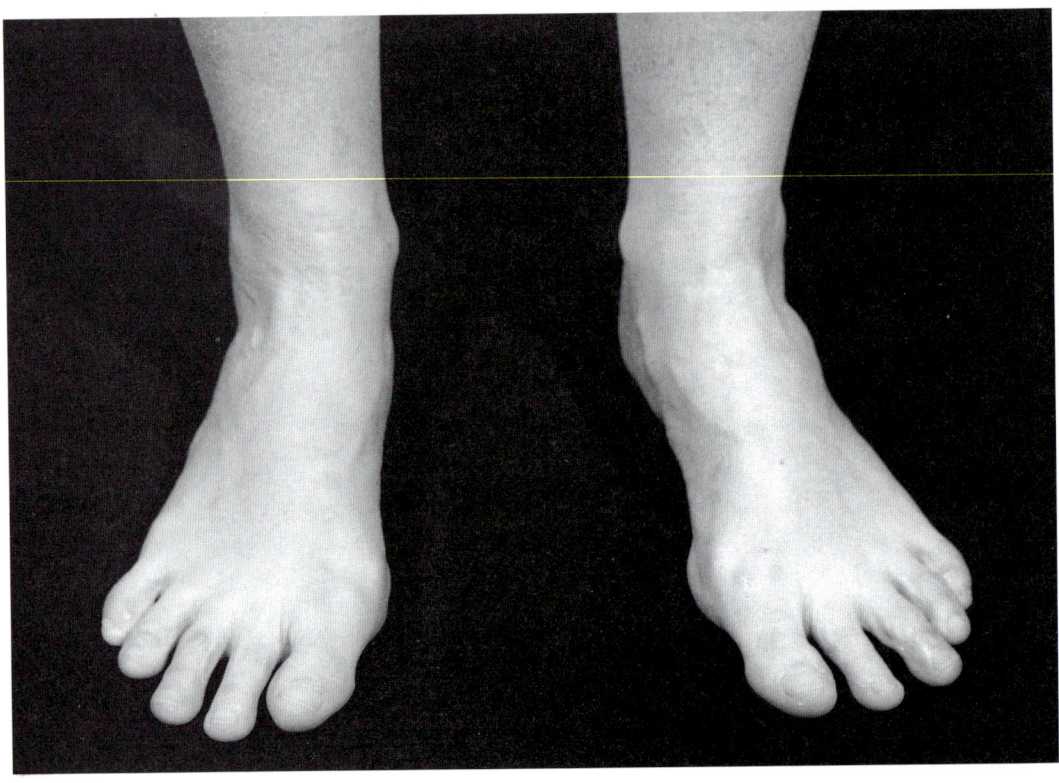

▲	▲
rechts	**links**
kleiner Ätherzeh mit Drehung	rechter Ätherzeh
•	•
gerader, gleichmäßiger Wunschzeh	gerader Gefühlszeh
•	•
gerader, kräftiger, flexibler Aggressionszeh mit Hornhautverdickung	kräftiger, etwas höckriger Kreativitätszeh
•	•
gerader, flexibler Zuneigungszeh	Liebeszeh mit Parallelen zum Kreativitätszeh
•	•
Angstzeh mit Tropfen und Kralleffekt	Vertrauenszeh, der sich unter dem Liebeszeh versteckt

Das dargebotene Bild der Zehen zeigt keine ausgeglichene Situation, obwohl die verschiedenen Zehen schön gerade sind. Es gibt viele Lücken zwischen den Zehen. Am auffälligsten ist der Mangel an Zusammenhang und Gleichgewicht zwischen allen Energien und den dazugehörenden Emotionen.

Der **rechte Ätherzeh** zeigt überdeutlich das Muster eines Menschen, der nicht zu sagen wagt, was er denkt. Bereits beim Öffnen des Mundes erkennt man Unsicherheit. Die letzte Kuppe macht eine Drehbewegung in Richtung Wunschzeh. Der große Zeh ist im Vergleich zu den übrigen Zehen zu klein. Alle Energien, die sich im Rest der Zehen widerspiegeln, werden „kämpfen müssen", um in den Äther durchzudringen, da es nicht alle gleichzeitig schaffen können. Dadurch entsteht Verwirrung und Chaos. Die zwei nächsten Zehen dominieren. Das bedeutet, daß diese am meisten in den Äther einbringen werden. Es wird von *ich will ... und ich werde tun* ... gesprochen. Der **Wunschzeh** ist gerade und ausgeglichen. Jacqueline weiß sehr gut, was sie will. Nur wenn sie aktiv werden muß, um ihre Wünsche zu realisieren, ergibt sich eine völlig andere Situation. Die Wunschenergie muß eine umleitende Bewegung machen, um beim Element Feuer des Aggressionszehs anzukommen. Hier wird erst nach längerer Überlegung gehandelt. Impulsiv und sofort zu agieren, ist für Jacqueline nicht möglich. Auch der **Aggressionszeh** ist schön gerade und etwas kräftiger ausgefallen als der Wunschzeh. Dies bedeutet, daß erhebliche Aggression vorhanden ist. Die Hornhaut auf diesem Zeh zeigt, daß die Aggression am liebsten versteckt wird. Auch dieser Zeh steht für sich allein, ohne direkten Kontakt zu den Zehenkollegen. Für Außenstehende wird nicht deutlich, woher Jacquelines Boshaftigkeit stammt. Weil es keinen seitwärts gerichteten Zehenkontakt gibt, kann der Ärger auch Wochen später, womöglich ohne äußeren Anlaß, hochkommen. Dieser späte Ausbruch kann auch stattfinden, wenn die Reaktion durch Trägheit verzögert wurde. Dieser rechte Feuerzeh ist kerzengerade. Auch wenn er etwas manipuliert werden kann, die Energie kommt auf jeden Fall heraus! Der Zuneigungszeh ist gerade und im Vergleich zum Aggressions- und Wunschzeh etwas klein. Jacqueline kann gut mit dieser Emotion umgehen und ihre Zuneigung gut manipulieren. Der **Angstzeh** zeigt, daß diese Energie nicht willkommen ist, also in den Boden damit. Bei näherer Betrachtung stellt sich heraus, daß unter diesem Zeh ein großer Tropfen hängt. Er macht deutlich, daß Angst vorhanden ist, die aber nicht sichtbar geäußert werden kann. Jacqueline wird abstreiten, daß sie jemals ängstlich ist, und wird den „Das-ist-nicht-so-schlimm"-Akt aufführen.

Der linke Fuß zeigt ein Muster von „keinen Anschluß finden können". Der **linke Ätherzeh** ist kleiner und gerader als der rechte. Dies ist ein Zeichen für einen deutlich nachdenklichen, nicht verletzenden oder störenden Ausdruck der eigenen Gefühlswelt. Nachdenklich, weil der Gefühlszeh durch eine Lücke keinen direkten Anschluß zum Äther findet. Der **Gefühlszeh** ist schön gerade. Mit dem Gefühl ist alles im Lot. Es wird, wenn auch nach längerer Überlegung, auf jeden Fall ausgedrückt.

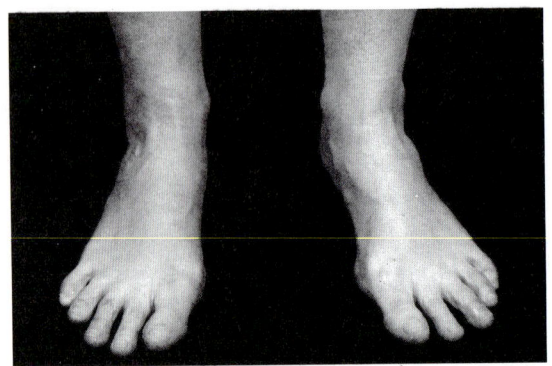

Auffallend ist der enorme Keil zwischen dem Gefühlszeh und dem **Kreativitätszeh**. Das Element Luft des Gefühls und das Element Feuer der Kreativität gehören zusammen. Sie könnten einander verstärken. Die Luft könnte das Feuer der Kreativität anfachen. Aber davon ist hier keine Rede. Das Feuerelement wird vom Element Wasser des Liebeszehs gelöscht. Möglicherweise um das Übermaß der auf sich selbst gerichteten Kreativität etwas zu dämpfen. Der Kreativitätszeh ist im Vergleich zu den anderen Zehen sehr groß. Das läßt darauf schließen, daß reichlich Kreativitätsenergie vorhanden ist. Der Zeh ist in der Form etwas höckrig. Es scheint, als ob er im Entwicklungsprozeß einige Kollisionen zu verarbeiten hatte, und gewisse Dinge aus dem Lot geraten waren: Weil der Zeh gerade ist, wurde die Kreativität offensichtlich nicht immer mit Dankbarkeit aufgenommen. Der **Liebeszeh** arbeitet mit dem Kreativitätszeh zusammen. Das ist ziemlich ungewöhnlich. Es kann aber von dieser Zusammenarbeit eine dämpfende Funktion ausgehen. Der **Vertrauenszeh** versteckt sich beim Nachbarn. Optimismus und Vertrauen verstecken sich hinter der Liebe. Über den Umgang mit Sexualität ist nicht viel zu sehen. Wenn etwas in dieser Richtung unternommen wird, ist das eine direkte Folge von Liebe und wird im Verborgenen abgewickelt.

Jacqueline

•

Frau

•

42 Jahre

Verstand　　　　　　　**Gefühl**

gehemmte und chaotische　　　nachdenkliche, nicht
Kommunikation　　　　　verletzende Gefühlsäußerungen
　　　•　　　　　　　　　　　•

nachdenkliches Handeln　　　　geordnetes Gefühl
　　　•　　　　　　　　　　　•

zurückgehaltene Aggression, die　　viel Kreativitätsenergie
verzögert geäußert wird　　　　　•
　　　•　　　　　　　　Liebe und Kreativität sind eng
normale Zuneigung　　　　　　verbunden
　　　•　　　　　　　　　　　•

Angstverneinung　　　　　Optimismus und Vertrauen sind
　　　　　　　　　　　von der Liebe abhängig

Leo • Mann • 32 Jahre

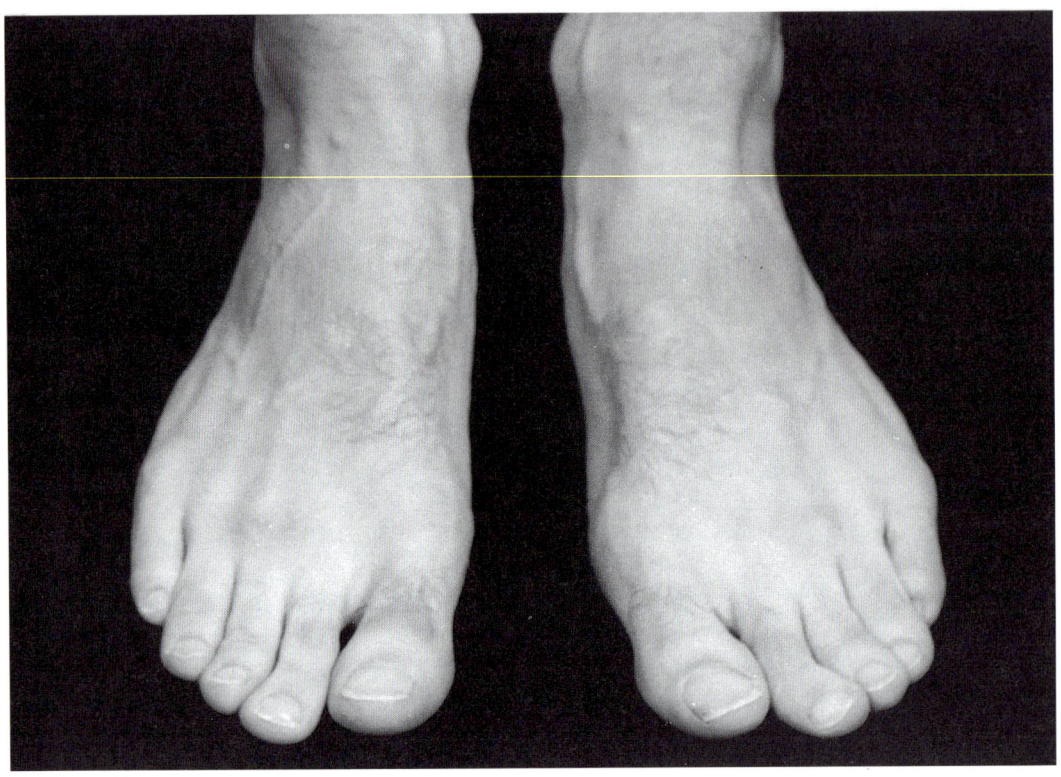

▲
rechts

Ätherzeh mit schmaler Basis, die sich verbreitert
etwas spitz zulaufend mit rundem Gipfel
•
großer, flexibler, hektischer Wunschzeh
asymmetrische Spachtelform
•
flexibler Aggressionszeh
•
kräftiger und gerader Zuneigungszeh
•
relativ kleiner, sich etwas versteckender
Angstzeh
Rückblicker

▲
links

etwas spitzer zulaufender Ätherzeh mit
rundem Gipfel
Drehung
•
sehr hektischer Gefühlszeh
•
flexibler, kräftiger Kreativitätszeh
•
gerader Liebeszeh
•
krallender, sich versteckender Vertrauenszeh

Auf den ersten Blick fallen die etwas zu klein geratenen Ätherzehen und die beiden zweiten Zehen ins Auge, die große Hektik zeigen. Die zwei Ätherzehen können nahezu in einem Winkel von neunzig Grad in die Luft gestreckt werden, während die übrigen Zehen am Boden bleiben. Diese Fähigkeit zeigt, daß der Wirklichkeit entflohen werden kann und es möglich ist, sich in Tagträumereien zu verlieren.

Der **rechte Ätherzeh** ist an der Wurzel schmal und läuft breiter aus. Der Gipfel läuft ein wenig spitz zu und endet rund (freundlich und takt-voll). Der Besitzer dieses Zehs hat anfänglich nicht viel zu melden. Vom Ursprung her ist er jemand, der erst nach längerer Überlegung seine Denkwelt in Worte faßt (es gab eine Lücke zwischen dem Ätherzeh und dem Wunschzeh). Dieses ursprüngliche Verhaltensmuster wurde im Lau-fe der Zeit verändert. Er hat sich angewöhnt, vorwiegend über seine Vorhaben zu reden. Zuerst scheint er das etwas schüchtern und reserviert zu tun (dünn an der Wurzel), aber wenn er erst zu Wort gekommen ist, folgen ganze Geschichten, die immer enthusiastischer werden. Es scheint, daß sich Leo durch begeisterndes und langes Reden über seine Pläne selbst überzeugen will. Er wird auch fast immer während des Redens Pläne weiterentwickeln und ausarbeiten. Der **Wunschzeh** ist groß. Leo hat viele Nüsse zu knacken. Die letzte Kuppe zeigt eine asymmetrische Spachtelform. Es ist ein richtiger Eilzeh, der auch manipuliert werden kann. Wünsche können gut eine Weile zurückgestellt werden. Dieser Zeh berührt den Ätherzeh vor der letzten Kuppe. Das bedeutet, daß Vorha-ben oder Wünsche in den Äther gebracht werden, bevor sie ausgearbeitet und überdacht sind. Pläne voreilig zu äußern, ist Leo nicht fremd. Das Reden über seine Vorhaben hilft ihm. Er setzt sich unter Druck, indem er nach außen den Eindruck erweckt, er sei mit der Ausarbeitung weiter als in Wirklichkeit. Von diesem Mechanismus macht er fortwährend Ge-brauch. Während des Redens entwickelt er seine Pläne. Der **Aggressions-zeh** steht unter dem Druck des Wunschzehs. Dieser drückt ihn mit dem Ende nach rechts. Dadurch kann dieser Zeh sich nicht geradeaus entwik-keln und muß sich, unter Druck, wie ein Eilzeh verhalten. Mit diesem Aggressionszeh kann manipuliert werden, und das geschieht oft. Die Ge-samtform verrät, daß er regelmäßig eingezogen wird. Verzögern von Ak-tionen ist dann auch üblich. Leo hat viele Wünsche, über die er gerne redet. So weckt er viele Erwartungen. Wenn er alles, was er angekündigt hat, wahrmachen will, muß er dauernd aktiv sein. Aber bevor eine Idee umgesetzt ist, wartet die nächste schon auf Ausführung. Chaos ist die Folge. Der Aggressionszeh zeigt, daß in derartigen Fällen durch etwas „Abbremsen" auf der Stelle getreten wird. Hier tritt Leo kurz auf die Bremse, überlegt welche Prioritäten gesetzt werden müssen und gibt da-nach wieder Gas. Zuneigung ist in Maßen vorhanden. Der **Zuneigungs-zeh** ist kräftig und gerade. *Was einmal erworben ist, gehört mir*, scheint dieser Zeh anzumelden. Aber wenn losgelassen werden muß, ist das auch kein Problem. Es gibt so viele Wünsche und noch so viele „Baustellen", daß stattdessen wohl wieder etwas Neues kommt. Der **Angstzeh** ist im

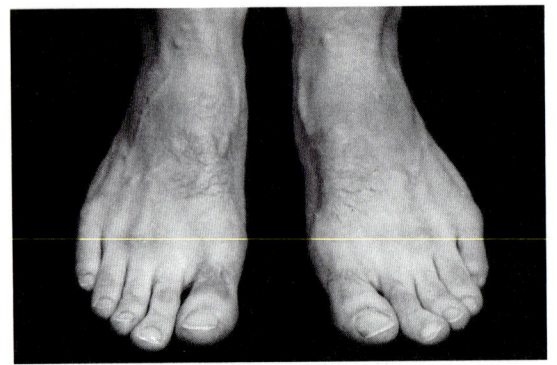

Verhältnis zu den übrigen Zehn nicht so groß. Er versteckt sich etwas. Es gibt nicht viel Ätherenergie in diesem Erdzeh. Bei einem derartigen Muster muß man Angst mit Unruhe übersetzen. Aus der Tatsache, daß dieser Zeh „zurückblickt" und Kontakt mit dem Zuneigungszeh sucht, kann man ableiten, daß Unruhe entsteht, wenn von etwas Abstand genommen werden muß.

Der **linke Ätherzeh** zeigt das gleiche Muster wie der rechte, läuft aber am Ende etwas spitzer zu. Gefühlsäußerungen klappen allmählich besser. Wenn er etwas in den Äther bringt, tut er es freundlich und zuvorkommend, aber er äußert es anders, als es innerlich erlebt wird (Drehung). Der Ätherzeh hat einen guten Kontakt zum Gefühlszeh. Hierdurch entsteht das Bild, daß das, was Leo fühlt, sofort geäußert wird. Das stimmt aber nur zum Teil. Der **Gefühlszeh** zeigt besonders viel Hektik bei der Ausarbeitung von Gefühlen. Dieser Zeh verläuft kerzengerade, solange er Kontakt mit dem Ätherzeh hat. Bevor Gefühle gänzlich entwickelt sind, ist es für Leo einfach, darüber zu reden. Wenn es aber darauf ankommt, entscheidet er sich nicht fürs Reden, sondern gleich für die Umsetzung in die Tat. Leo hat das Gefühl, daß er in seinem Gefühlsleben zu kurz gekommen ist. Verliebtsein wird spontan als etwas Überwältigendes empfunden. „Große Schritte" und „große Brocken" finden hier Anwendung. Die Feuerenergie steht wie im rechten Fuß unter Druck. Dennoch ist hier deutlich mehr Feuer vorhanden. Der **Kreativitätszeh** ist von kräftiger Form und macht dadurch einen „sichereren" Eindruck als der Aggressionszeh. Er kann aber manipuliert werden, also Verzögerungen bei der Umsetzung von Kreativität ohne Probleme verkraften. Der **Liebeszeh** ist gerade und wird vom Kreativitätszeh sozusagen untergebuttert, der unter dem Druck des Gefühlszehs steht. Dadurch bleibt ein stabiler Umgang mit der Liebe aus. Dennoch ist Leo in allem was er liebt standfest und zuverlässig. Der **Vertrauenszeh** kriecht völlig zur Liebe hin und ist dadurch so gut wie unsichtbar. Über das, was sich im linken Fuß hinsichtlich Erdenergie abspielt, redet Leo nicht oder kaum. Nur diejenigen, die ihm lieb sind, wird er spüren lassen, was er empfindet.

Leo

•

Mann

•

32 Jahre

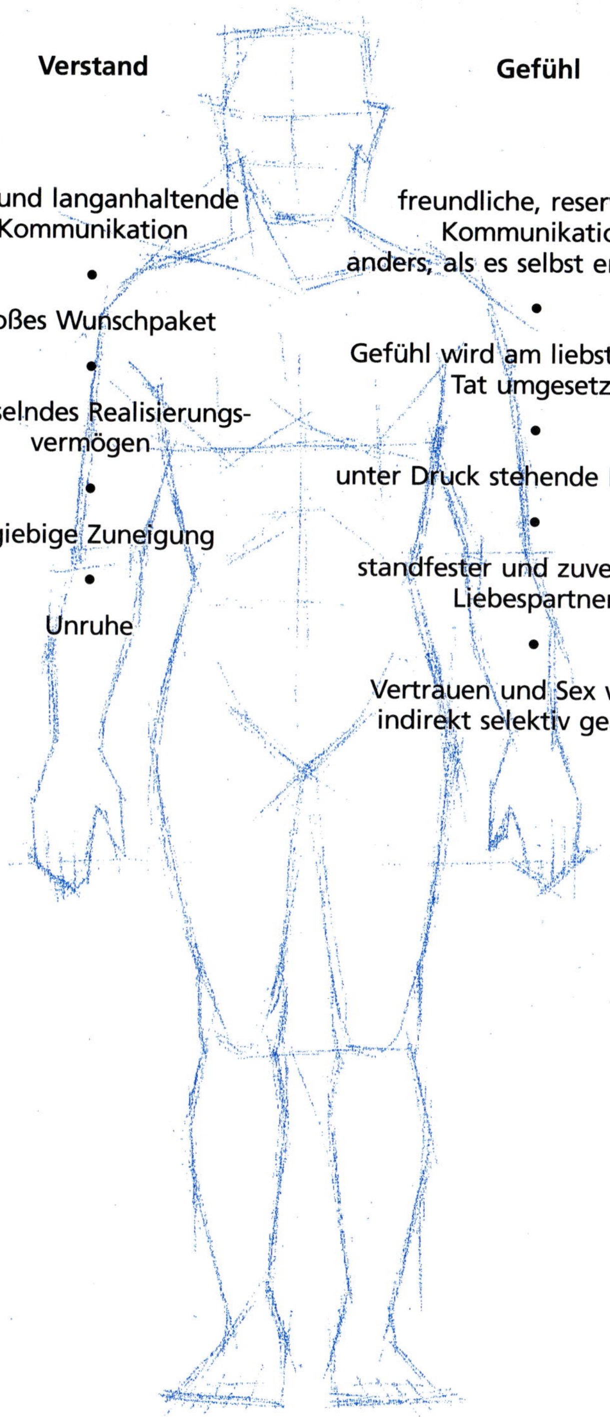

Verstand   **Gefühl**

viel und langanhaltende
Kommunikation
•

großes Wunschpaket
•

wechselndes Realisierungsvermögen

ergiebige Zuneigung
•

Unruhe

freundliche, reservierte
Kommunikation
anders, als es selbst erlebt wird
•

Gefühl wird am liebsten in die
Tat umgesetzt
•

unter Druck stehende Kreativität

standfester und zuverlässiger
Liebespartner
•

Vertrauen und Sex werden
indirekt selektiv geäußert

....
Leo
•
Mann
•
32 Jahre

Brigitte · Mädchen · 7 Jahre

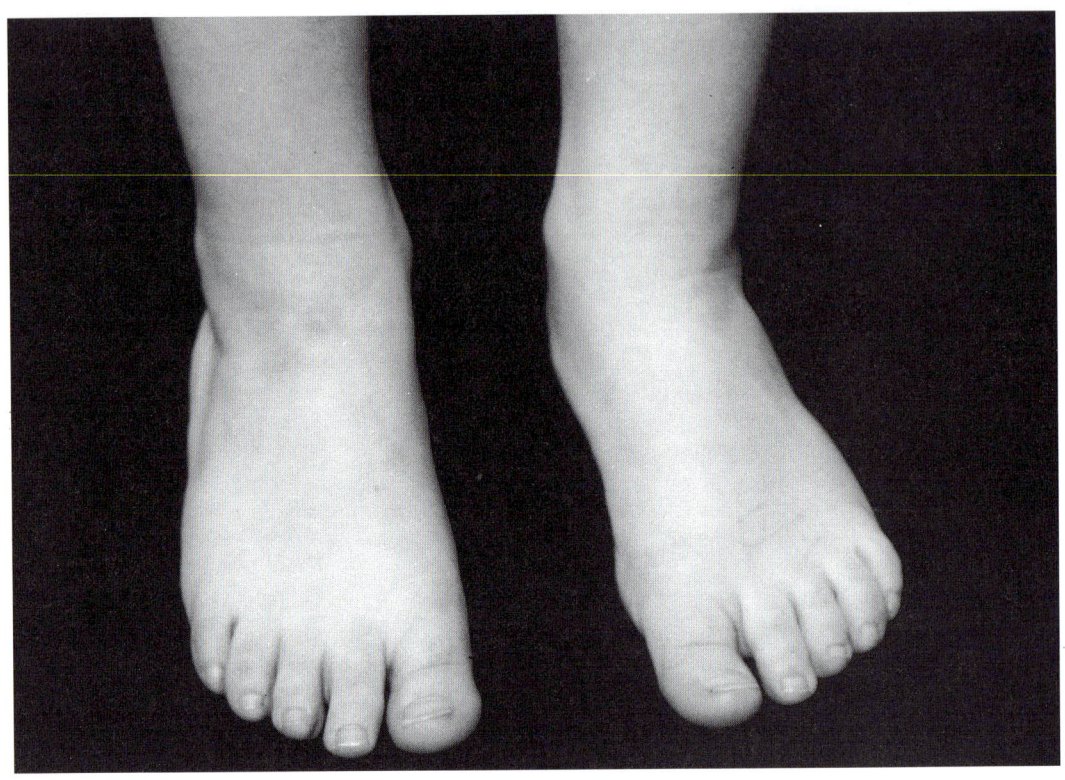

▲ | ▲
rechts | **links**

Ätherzeh mit Jubelgipfel | kleinerer Ätherzeh mit Jubelgipfel
Eilzeh | Eileffekt
• | •
Wunschzeh mit Eilaspekt | statischer Gefühlszeh
• | •
flexibler Aggressionszeh mit Tropfen | Kreativitätszeh mit Tropfen
• | •
gerader, flexibler Zuneigungszeh | krallender Liebeszeh
• | •
spitzer, sich versteckender Angstzeh | sich versteckender, biegsamer Vertrauenszeh

Brigittes große Zehen fallen sofort auf. Sie sind beide Traumzehen und gedreht. Wenn man sie bittet, alle Zehen am Boden zu lassen und nur die großen Zehen in einem Winkel von 90 Grad hochzuziehen, stellt sich heraus, daß sie das kann. Brigitte ist eine Träumerin. Sie lebt in ihrer eigenen kleinen Welt. Sie phantasiert und gibt fortwährend ihre eigene Interpretation der Wirklichkeit. Sie kann sich dadurch, daß sie die großen Zehen vom Boden hochheben und in die Luft zeigen lassen kann, der Wirklichkeit völlig entziehen. Viel Gespür für die Realität des Lebens hat sie noch nicht.

Der **rechte Ätherzeh** zeigt auf Grund der Drehung Hektik. Das bedeutet, daß Brigitte schnell und viel redet. Der runde Gipfel dieses großen Ätherzehs zeigt, daß sie ein liebes Mädchen ist, das niemanden verletzen will. Es gibt eine kleine Lücke zwischen dem Wunschzeh und dem rechten Ätherzeh. Das kommt daher, daß der **Wunschzeh** und der große Zeh Eilzehen sind. Brigitte will, daß ihre Wünsche schnell erfüllt werden, und sie zweifelt immer, ob sie selbst handeln soll oder um Hilfe fragen muß. Das ist aus dem isolierten Stand des Wunschzehs abzuleiten. Unter dem **Aggressionszeh** hat Brigitte einen ausgeprägten Tropfen. Wenn die Energie freikommt, die darin eingeschlossen liegt, kann es schon zu einem ernsthaften Zornausbruch kommen. Brigitte wird böse, wenn nicht geschieht, was sie will. Der Wunschzeh zeigt Hektik, kann aber keinen direkten Anschluß zum Aggressionszeh finden. Die Feuerenergie muß den Wunsch immer durch Taten realisieren. Dieser Mangel an Koordination führt zur Verärgerung und sogar zum Jähzorn (wegen des großen Tropfens). Dennoch ist eine Verzögerung des Zornausbruchs möglich, weil der Zeh auch manipuliert werden kann. Brigitte hat offensichtlich bereits gelernt, daß Zorn nicht immer passend ist. Man muß warten, bis der entsprechende Augenblick gekommen ist, bis nämlich jemand in der Nähe ist, auf den man seinen Ärger richten kann. Die Zeit „Des-in-der-Ecke-Sitzens und des Böseseins" ist bereits eine Weile vorbei. Auch der **Zuneigungszeh** kann manipuliert werden. Das liefert keine Probleme. Im Gegenteil: weil das Muster schön gerade ist, darf angenommen werden, daß Brigitte verzichten kann. Der **Angstzeh** versteckt sich und läuft in einer Spitze zu. Brigitte will eigentlich keine Angst haben, hat aber manchmal sehr viel.

Der große Zeh am linken Fuß, der **linke Ätherzeh**, ist deutlich kleiner als der Zeh am rechten Fuß. Hier ist von geringerem Äther die Rede. Das Äußern von intellektuellen Dingen wird ihr naturgemäß besser gelingen als das Reden über ihre Gefühle. Zwischen dem großen Zeh und dem **Gefühlszeh** befindet sich auch eine kleine Lücke. Es vergeht Zeit, bis Brigitte ihre Gefühle mitteilt. Der Gefühlszeh kann nicht manipuliert werden. Sie kann mit ihren Gefühlen niemanden täuschen. Was Brigitte fühlt, zeigt sie. Wenn die Außenwelt dies nicht akzeptiert, wird dieser Zeh auf Dauer den Kralleffekt zeigen, weil er nicht manipuliert werden kann. Im **Kreativitätszeh** ist ausreichend Energie vorhanden, da hier wie im rechten Feuerzeh ein Tropfen ist. Es ist mehr Kreativität vorhanden als

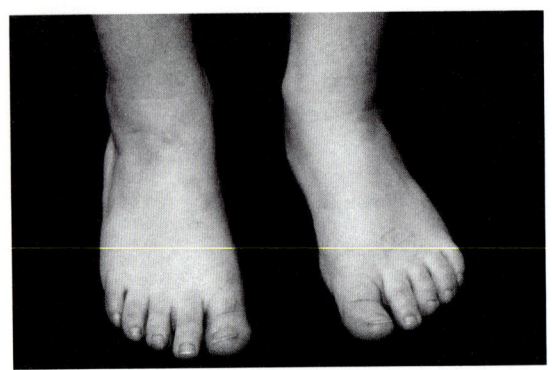

auf den ersten Blick ersichtlich. Wenn bei der reichen Phantasiewelt die Kreativität über das Gefühl Anschluß finden kann, könnte Brigitte sehr gut zu einer talentierten Künstlerin heranwachsen. Ihr **Liebeszeh** bohrt bereits etwas in den Boden hinein. Liebe wird nicht nach außen getragen, sondern entweder (in die Erde) abgeführt oder introvertiert erlebt. Der **Vertrauenszeh** am linken Fuß zeigt, daß Optimismus und Vertrauen unter Druck stehen. Der kleine Zeh versteckt sich zwar, ist aber noch sehr flexibel. Es ist für Brigittes weitere Entwicklung wichtig zu erfahren, daß das Vertrauen in Menschen und in die Zukunft sinnvoll ist. Wenn sie diese Erfahrung nicht macht, wird sie ihr ganzes Leben Probleme mit der Liebe haben und sich regelmäßig in ihre Phantasiewelt zurückziehen, was dann zu Einsamkeit und Isolation führen kann.

Brigitte

•

Mädchen

•

7 Jahre

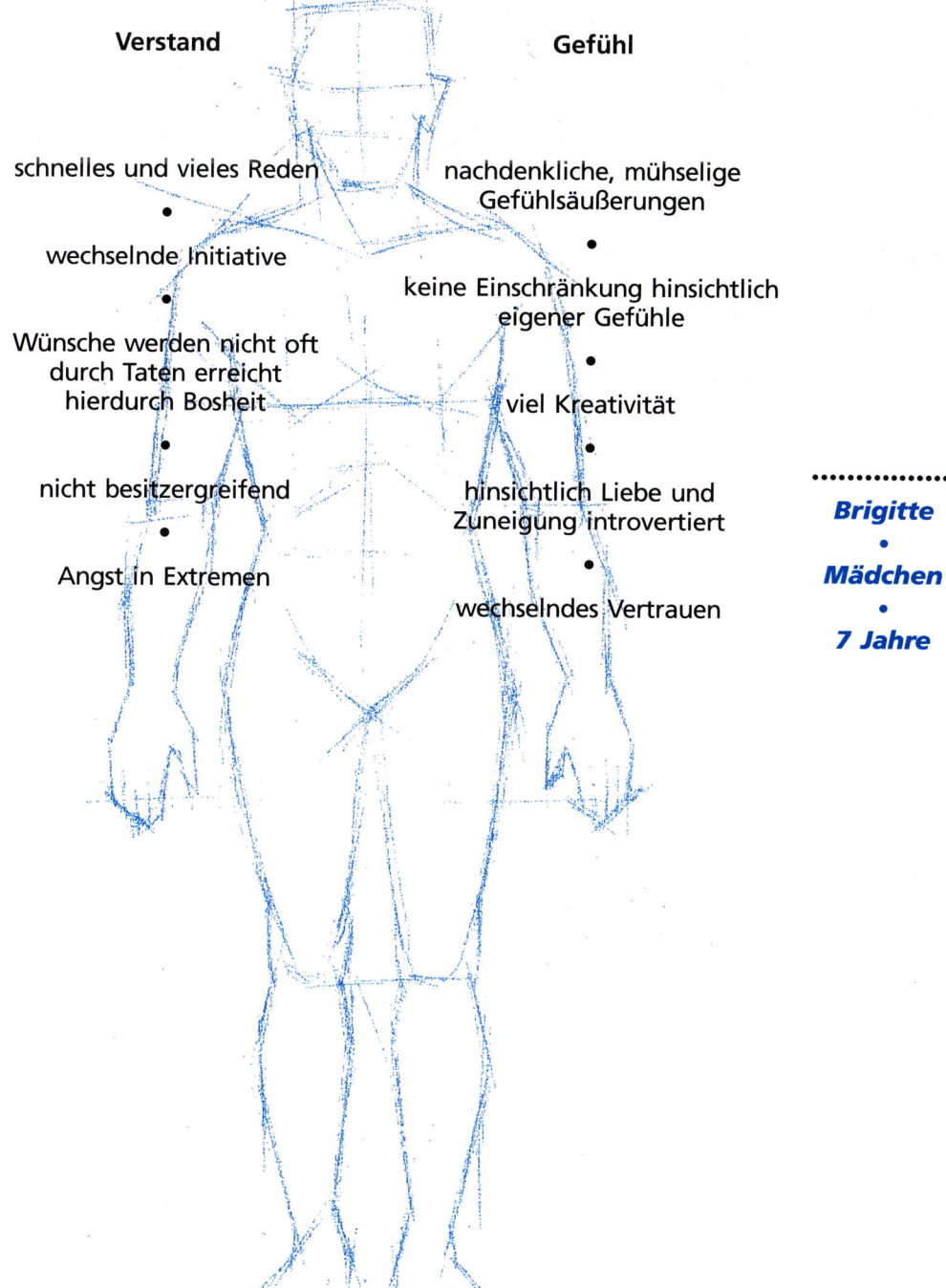

Verstand

Gefühl

schnelles und vieles Reden

nachdenkliche, mühselige
Gefühlsäußerungen

wechselnde Initiative

keine Einschränkung hinsichtlich
eigener Gefühle

Wünsche werden nicht oft
durch Taten erreicht
hierdurch Bosheit

viel Kreativität

nicht besitzergreifend

hinsichtlich Liebe und
Zuneigung introvertiert

Angst in Extremen

wechselndes Vertrauen

Brigitte

Mädchen

7 Jahre

Sofia · Frau · 39 Jahre

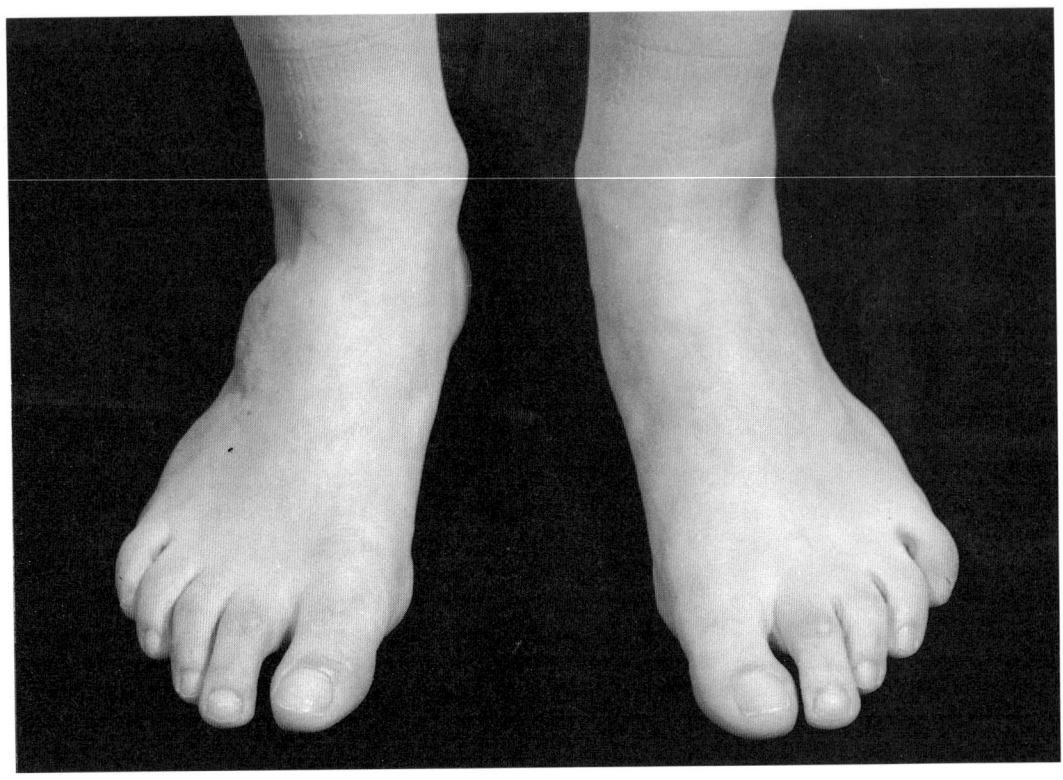

▲
rechts

Weniger großer Ätherzeh im Verhältnis
zum linken Eilaspekt
Schwielenbildung an der Basis
asymmetrisch spitz zulaufendes Ende

•

leicht krallender Wunschzeh
Hornhautverdickung auf der ersten Kuppe

•

krallender, steifer Aggressionszeh

•

stark krallender Zuneigungszeh

•

eingezogener, stark krallender Angstzeh

▲
links

Ätherzeh mit Flaschenhals
spitz zulaufend
plattes Ende

•

an der Basis breiter Gefühlszeh
leichte Verschmälerung
Hornhautverdickung auf der ersten Kuppe
eckiges, fast spachtelförmiges Ende

•

krallender Kreativitätszeh
Rückblicker

•

krallender Liebeszeh

•

spitzer, aktiver Vertrauenszeh
gedreht

Krumme Zehen kommen immer bei Menschen vor, die es sich gefallen lassen, dominiert zu werden. Sofia hat im Leben gelernt, sich anzupassen und Verhaltensmuster angenommen, die ursprünglich nicht die ihren waren. Entweder ist die Anpassung durch die Außenwelt aufgezwungen worden oder sie wollte sich anpassen, nur um dazuzugehören. Die Schwielenbildungen an der Basis ihrer großen Zehen deuten auf Hilfsbereitschaft hin. Der linke Fuß hat weniger Schwielenbildungen als der rechte. Ihre Hilfsbereitschaft kommt deshalb mehr aus dem Kopf als aus dem Gefühl. Sofia weiß sehr wohl, was sie will. Ihre beiden Luftzehen sind ziemlich gerade, doch wenn es um die Konkretisierung von Verlangen geht, wird davon nur ein kleiner Teil realisiert. Aus der Verbreiterung der Außenseite beider Füße, aber vor allem am linken Fuß ist abzulesen, daß Sofia die Anlage zu viel Erdenergie hat. Von dieser Entwicklung ist aber nicht viel zustandegekommen. Sie ist in einem Reservoir hängengeblieben.

Der **rechte Ätherzeh** erzählt die Geschichte von Äußerungen, die sich totlaufen. Der Äther ist nicht so kräftig und groß. Das Ende läuft asymmetrisch und spitz zu. Dies ist ein Ätherzeh von jemandem, der sich regelmäßig mundtot machen läßt. Die asymmetrische Spitze, die sich dem Wunschzeh zuneigt, zeigt, daß Sofia hin und wieder und nach längerer Überlegung doch heftig äußern kann, was sie will. Die Lücke zwischen dem **Wunschzeh** und dem Ätherzeh zeigt, daß ab und zu wieder ein heftiges Äußern von Verlangen eintritt. Das führt dann zu dem Verhaltensmuster eines Menschen, der lange seine Frustrationen vergessen hatte und im nachhinein und mit rückwirkender Kraft eine ganze Menge Frustration verarbeiten muß. Die erste Kuppe des Wunschzehs ist mit einer Hornhautschicht bedeckt. Schon beim Entstehen von Verlangen tritt Reserviertheit auf. Der Zeh biegt sich leicht der Erde zu. Ein Teil des Wunschpaketes fließt unbemerkt ab. Die Feuerenergie im rechten Fuß hat es schwer. Der **Aggressionszeh** krümmt sich nach der ersten Kuppe bereits zum Boden. Der Zeh kann absolut nicht manipuliert werden. Dennoch gibt es eine enge Zusammenarbeit zwischen dem Wunschzeh und dem Aggressionszeh. Was Sofia realisieren will, entsteht im Verborgenen, weil der Aggressionszeh sich teilweise dem Blick entzieht. Der **Zuneigungszeh** bohrt auch Energie in den Boden hinein. Das Ende ruht flach auf dem Boden, anstatt vorwärts gerichtet zu sein. Etwas zu wollen, ist nicht erlaubt. Die Umgebung mag solche Äußerungen nicht, deshalb wird die Zuneigung nicht ausgelebt. Wünsche werden wegrationalisiert und nicht in den Äther gebracht. Darüber wird nicht gesprochen. Der **Angstzeh** macht auch eine Art Krallbewegung in Richtung Boden. Das Ende des Zehs wird gänzlich versteckt. Es kommt so wenig von der ursprünglich angebotenen Energie nach außen, daß sogar der kleine Nagel keine Möglichkeit zum Wachsen hat. Er ist außergewöhnlich klein und deformiert. Angst und Unruhe: Nicht über sie reden, dann gibt es sie nicht.

Der **linke Ätherzeh** kommt nach einigem Zögern (Flaschenhals) zur

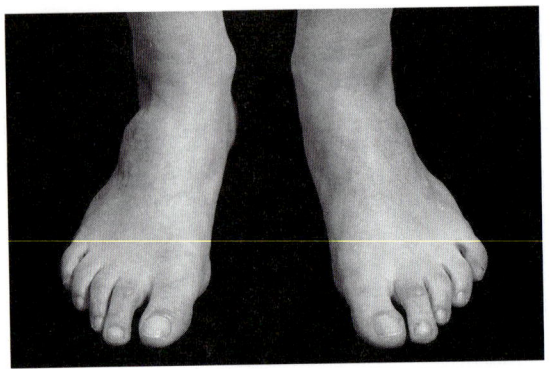

Entwicklung und läuft dann in einer Spitze zu. Hier wird von einer Person erzählt, die zögert, ihre Gefühle auszudrücken. Sie entschließt sich, lediglich einen Teil der Gefühle, diese aber um so heftiger zu äußern. Das Heftige kommt, weil das Ende dieses Ätherzehs platt ist. Die Energie wird in Blockform angeboten. Das Ende dieses Zehs hämmert sozusagen einen Teil der Gefühle nach außen, hat aber keine scharfen Seiten. Bevor die Energie, die sich im **Gefühlszeh** widerspiegelt, in den Äther gebracht wird, wurde ein verzögernder Umweg zurückgelegt. Es gibt durch die vorhandene Lücke keinen direkten Kontakt zwischen dem Gefühl und dem Äther. Nachdem das Gefühl in großem Maße entstanden ist, wird es sofort so mit einer Hornhautschicht bedeckt, daß die Außenwelt nicht sehen kann, wieviel es davon gibt. Der Zeh wird etwas schmaler, präsentiert sich dann aber gerade und ziemlich eckig, fast spachtelförmig. Gefühlsäußerungen geschehen nicht auf eine empfindsame Art. Wird das Gefühl anderer verletzt, gilt: *Entschuldigung, das ist nicht mein Problem, sondern deins.* Der **Kreativitätszeh** wendet sich dem Gefühlszeh zu. Das bedeutet, keine kreativen Äußerungen ohne Gefühl. Im übrigen kommt von der Kreativität nicht viel zustande, denn diese Energie wird zum großen Teil in den Boden gebohrt. Oft sieht man ein solches Muster, wenn kreative, bewegliche Kinder ständig zu hören bekommen: *Mach nicht solchen Blödsinn, stell' dich nicht so an, sitz ruhig und benimm dich endlich normal.* Der **Liebeszeh** zeigt auch ein Traumenmuster. Sobald die Liebesenergie anfängt zu fließen, wird sie umgeleitet. Das Ende des Liebeszehs hat einen guten Kontakt zum Boden. Durch das Abfließen in die Erde, wird die Äußerung von Liebe und Gefühl jedoch unvollkommen sein. Der **Vertrauenszeh** zeigt aufgestaute Energie: er ist dick und endet in einer scharfen Spitze. Der Zeh macht eine Drehung zur Liebe hin und berührt den Liebeszeh mit seiner Spitze. Alle Energie, von der der Vertrauenszeh eine Widerspiegelung ist, wird auf die Liebe gerichtet. Das Ausleben der sexuellen Gefühle und Instinkte wird deswegen ausschließlich in Zusammenhang mit Liebe möglich sein. Dennoch gibt es wahrscheinlich eine Veränderung hinsichtlich Vertrauen und Sex. Der Zeh ist röter und zeigt damit eine erhöhte Aktivität.

Sofia

•

Frau

•

39 Jahre

Verstand   **Gefühl**

forcierte Kommunikation und   undiplomatische, nachdenkliche
Schweigen   Kommunikation
•   •

verdrängte Bedürfnisse   heftige Gefühlsäußerungen
•   •

zurückgehaltene Tatkraft   nicht entfaltete Kreativität
•   •

Ignorieren von Zuneigung   Liebesabweisung
•   •

Angstverneinung   Vertrauen und Sex in Extremen
                                   abhängig von Liebe

John · Mann · 42 Jahre

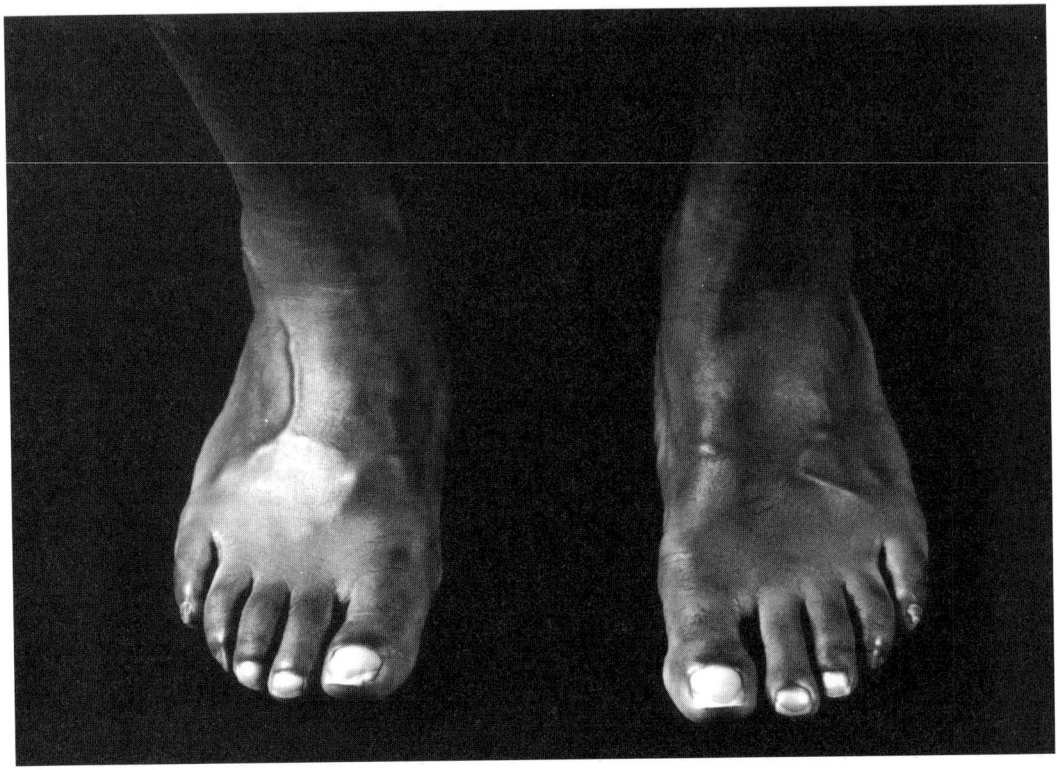

▲
rechts

Ätherzeh mit leichtem Flaschenhals
eckiges Ende
abgerundete Ecken
•
langer, runder Wunschzeh
nicht ganz geerdet
kann eingezogen werden
•
relativ großer Aggressionszeh
etwas gekrümmt
mit großem Tropfen (auf dem Foto nicht
sichtbar)
•
spitzer, zurückblickender Zuneigungszeh
mit ziemlich großem Tropfen
•
spitzer, zurückblickender Angstzeh

▲
links

Ätherzeh mit Flaschenhals
eckiges Ende
Jubelzeh
•
Gefühlszeh in Blockform
•
großer, relativ dicker Kreativitätszeh
etwas gekrümmt
Tropfen
•
zurückblickender Liebeszeh
gedreht
gekrümmt
•
spitzer, gedrehter Vertrauenszeh

John ist in seinen Gefühlen bedeutend sicherer als in seinem Verstand. Seine Tatkraft springt – durch den großen Aggressions- und Kreativitätszeh – deutlich ins Auge. Die oberen drei Chakren bieten ein Bild des Gleichgewichts. Dagegen sind die unteren zwei nicht so ausgewogen. John ist hilfsbereit, solange es nicht so sehr auf seine Kosten geht (kleine Verdickungen an der Seitenkante der großen Zehen).

Die horizontalen Rillen auf dem Nagel des **rechten Ätherzehs**, die auf dem Foto nicht so deutlich sichtbar sind, deuten darauf hin, daß auf emotionaler Ebene im Moment keine Stabilität vorhanden ist. John ist leicht zu treffen. Das runde Ende zeigt, daß er sich eher für Takt als für Eigennützigkeit entscheidet. Die leichte Drehung gibt an, daß eine gerade von ihm präsentierte Geschichte aus taktischen Erwägungen angepaßt, also „verdreht" wird. Die Verbreiterung in der Mitte des Zehs und das wieder spitz zulaufende Ende sagen aus, daß John mehr zu sagen hat als er schließlich tut. Der umgekehrte Keil verrät, daß John gelernt hat, seine Gedanken immer schneller zu äußern. Der **Wunschzeh** zeigt, daß er viel Ehrgeiz hat, der kompromißlos (eckiges Ende) ausgelebt wird. Aber dadurch, daß der Zeh den Grund nicht erreicht, ist es auch nicht immer ganz leicht für ihn, Wünsche und Ehrgeiz ganz klar zu äußern. Aufgrund der Fähigkeit, den Zeh einzuziehen, ist John in der Lage, zeitweise das Bild zu bieten, er könne sich an die Umwelt anpassen und hätte weniger Ehrgeiz als dies in Wirklichkeit der Fall ist. Aber sein wahres Wesen kommt doch immer wieder schnell an die Oberfläche. Der **Aggressionszeh** ist gut entwickelt (auf dem Foto nicht sichtbar) und hat einen ziemlich großen Tropfen. Er gibt an, daß, wenn man meint, die Tatkraft sei verbraucht, immer noch ein „Reservetank" da ist, der ihn in die Lage versetzt, ganze Nächte durchzumachen. Dieser Aspekt tritt sowohl für ihn als auch für seine Umgebung immer unerwartet auf. Die leichte Krümmung zeigt eine früher vorhandene Anpassung an seine Umgebung, bei der John unter Druck und auf eigene Kosten seine Aktivität teilweise in die Erde abfließen ließ. Diese Angewohnheit hat sich aber verändert. Weil der Zeh nun auch eingezogen werden kann, geht es nicht mehr auf seine Kosten. Der **Zuneigungszeh** hat einen Tropfen. Dadurch kann John, wenn ihm etwas weggenommen wird, sehr grimmig, ja zur Furie werden. Jegliches Taktgefühl und Freundlichkeit sind in so einer Situation weit gefehlt. Diese Eigenschaften kommen nur zum Vorschein, wenn ihm Sicherheiten genommen werden sollen. Aggression wird nur dann aufkommen, wenn an Errungenschaften gerüttelt wird. Der spitze **Angstzeh** zeigt, daß Unsicherheit und Angst in heftigen, starken Launen auftreten. Die Drehung dieses Zehs deutet darauf hin, daß John sich von Gesprächen über Unsicherheit und Angst abwendet. Die Basis des Zehs steht schön gerade nach vorne. Das zeigt, daß man mit ihm doch über dieses Thema reden kann, wenn es nur um den Ursprung, also die Basis geht.

Der **linke Ätherzeh** hat einen stärkeren Flaschenhals als der rechte. Damit wird deutlich, daß mehr Unsicherheit und Zweifel hinsichtlich der

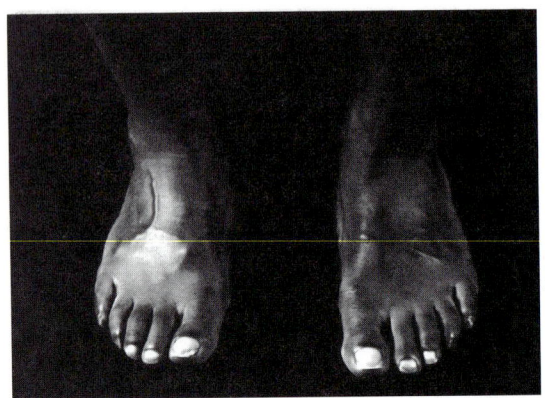

Äußerung von Gefühlsangelegenheiten als denen des Verstandes besteht. Nach Überwindung des Zauderns wird das Gefühl geäußert, viel deutlicher und entschiedener als es mit Inhalten seines Verstandes geschieht. Darauf deutet die eckige Form hin. Der umgekehrte Keil zwischen dem Äther- und dem Gefühlszeh zeigt, daß John gelernt hat, immer schneller und leichter seine Gefühle zu äußern. Der **Gefühlszeh** ist lang und hat eine Spachtelform. In der Phase, in der Gefühle geäußert werden, werden diese

John
•
Mann
•
42 Jahre

immer stärker, sie schwellen an. Der umgekehrte Keil zwischen dem Gefühls- und dem Kreativitätszeh macht deutlich, daß es früher viel Zeit kostete, bis Gefühl in Kreativität umgesetzt wurde. Dies geht heute viel schneller. Der **Kreativitätszeh** ist mit einem großen Tropfen versehen. Wenn John kreativ ist, kann er dann noch weitermachen, wenn andere normalerweise bereits aufhören. Zu seiner eigenen Verwunderung und der anderer kann er unerwartet viel Tatkraft mobilisieren, selbst wenn man meint, er sei am Ende. Der **Liebeszeh** zeigt eine ganze Menge an Energie. Wenn die Liebe erst einmal losbricht, kann sie überwältigend, bisweilen beklemmend sein. Trotzdem ist John durch den Zurückblickaspekt dieses Zehs geneigt, sich mit ganzer Liebe um kreative Dinge zu kümmern. Das tut er eher als sie auf physischer Ebene auszuleben. Das Ende dieses Zehs steht unter Spannung. Die Liebesenergie ist aktiv und im Augenblick auf dem Sprung. Der **Vertrauenszeh** ist spitz und gedreht. Das bedeutet, daß Vertrauen und Sexualität phasenweise auftauchen. Dann kann so viel Vertrauen vorhanden sein, daß John die ganze Welt gehört. Einen Moment später kann er es ganz anders sehen. Auf diese Weise geht er auch mit seiner Sexualität um. Die Drehung dieses Zehs in Richtung Liebeszeh weist darauf hin, daß für ihn Sexualität ohne Liebe nicht interessant ist.

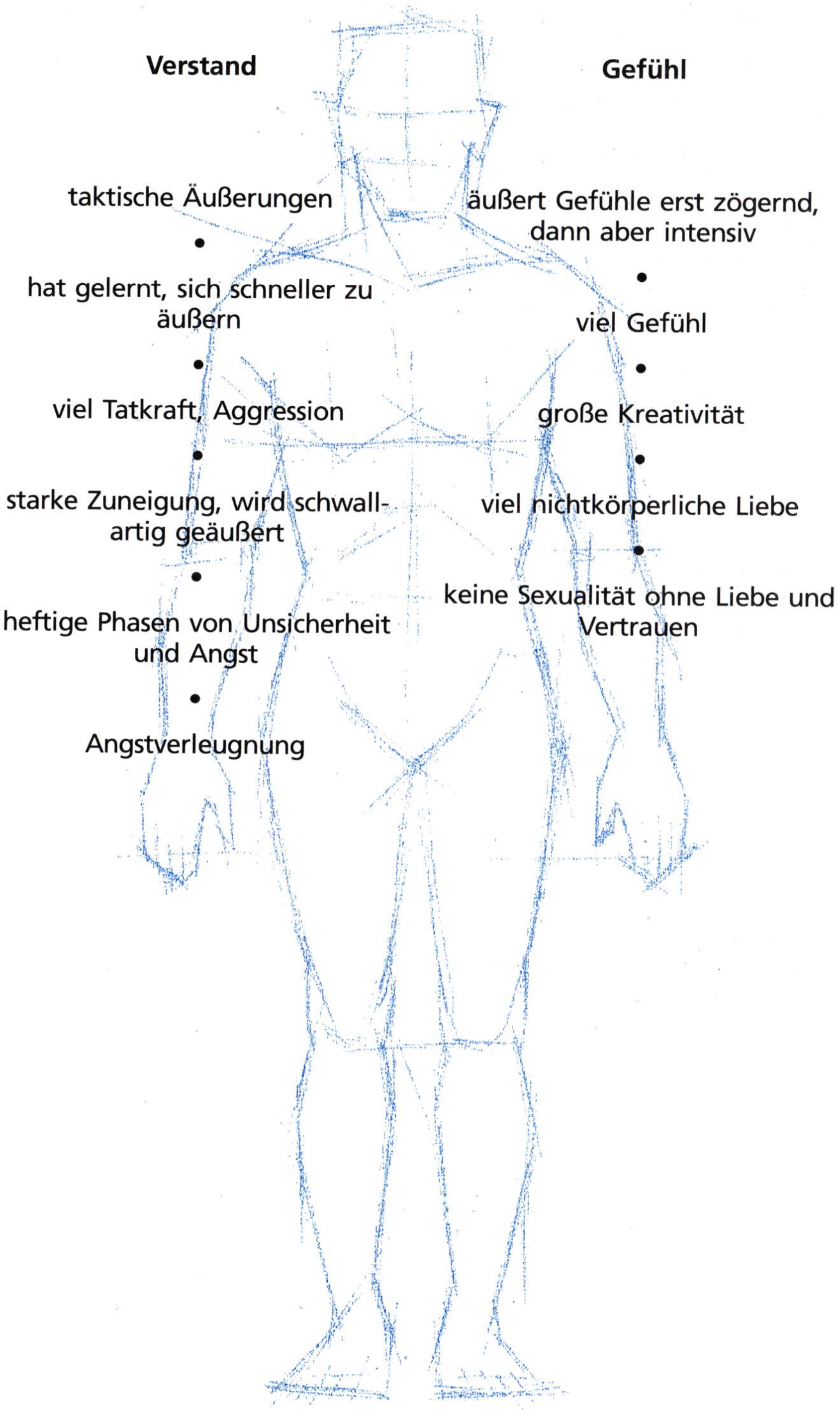

Verstand   **Gefühl**

taktische Äußerungen

äußert Gefühle erst zögernd,
dann aber intensiv

hat gelernt, sich schneller zu
äußern

viel Gefühl

viel Tatkraft, Aggression

große Kreativität

starke Zuneigung, wird schwallartig geäußert

viel nichtkörperliche Liebe

heftige Phasen von Unsicherheit
und Angst

keine Sexualität ohne Liebe und
Vertrauen

Angstverleugnung

John

Mann

42 Jahre

103

Corry · Frau · 36 Jahre

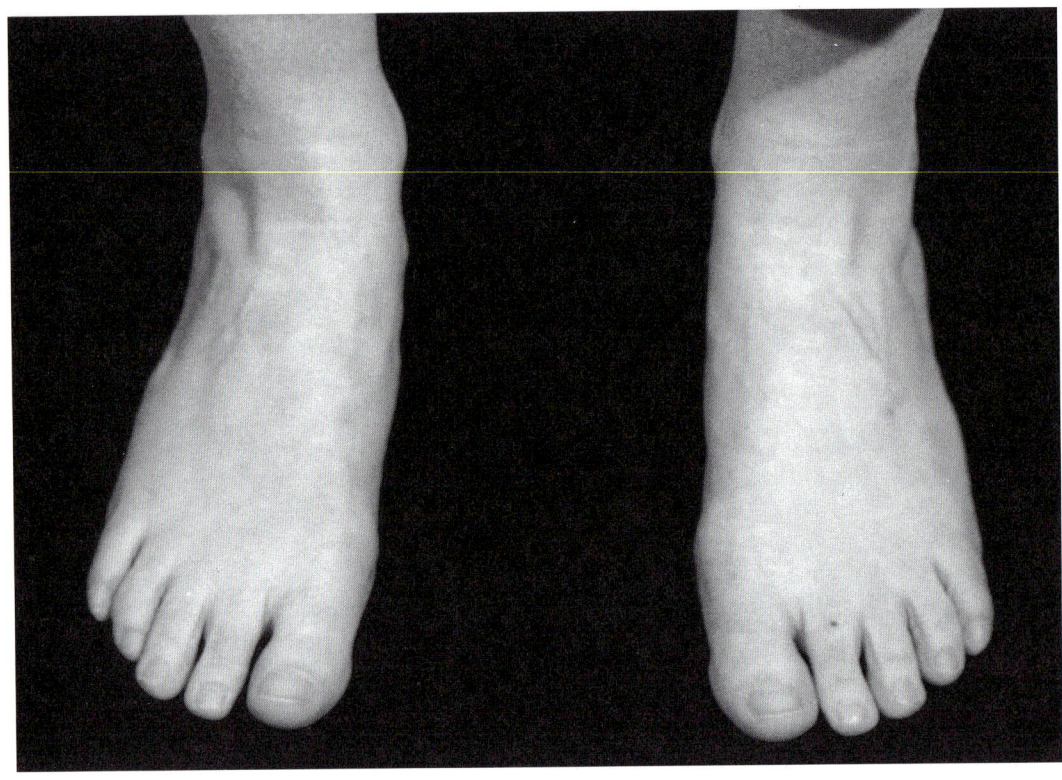

▲   ▲

rechts   **links**

Ätherzeh mit Flaschenhals
Zweifel zwischen eckiger und runder Form

•

Lücke zwischen Wunschzeh und danebenlie-
genden Zehen

•

sehr stark entwickelter flexibler
Aggressionszeh

•

Drehung im Zuneigungszeh

•

Angstzeh mit Spitzform

Ätherzeh mit Flaschenhals
runde Form

•

Gefühlszeh mit breiter Wurzel und
Flaschenhals

•

gerader, flexibler Kreativitätszeh mit
asymmetrischem Ende

•

Liebeszeh mit Kralleffekt

•

spitzer Vertrauenszeh mit Neigung zum
daneben liegenden Zeh

Eine starke Rille auf den Nägeln beider großen Zehen verrät, daß vor ein paar Wochen (wenn man weiß, wie schnell die Nägel wachsen, kann man den Zeitpunkt bestimmen) eine große emotionale Hürde genommen wurde. Des weiteren ist der linke Ätherzeh an der Basis besser herausgewachsen als der große Zeh am rechten Fuß. Gefühl und Verstand stehen bei Corry nicht im Gleichgewicht. Im Bild dominiert das Gefühl. Der Umfang des linken großen Zehs im Verhältnis zum rechten läßt vermuten, daß es ziemlich viel Kummer in Corrys Leben gibt.

Die erste Kuppe des **rechten Ätherzehs** zeigt einen Flaschenhals. Das bedeutet: verzögertes Äußern von Gedanken. Danach tritt eine Verbreiterung (Reservoir) beim Gelenk auf. Bevor sie sich äußert, muß Druck ausgeübt werden. Danach wird zwischen einer Direkt-Präsentation und einer ehe taktischen Herangehensweise gezweifelt: Der Zeh zweifelt zwischen einer Spachtel oder einer runden Form. Es ist bei Corry sehr schwierig vorherzusagen, ob sie bei guter Laune ist und nicht verletzend auftritt, oder ob sie sich für eine grobe *Nimm-mich-wie-ich-bin-Annäherung* entscheidet. Das macht sie gelegentlich unberechenbar. Dieser Ätherzeh zeigt das Bild eines Menschen, der alles will und letztendlich bei der Verwirklichung seiner Ideen in Hektik gerät. Die letzte Kuppe des großen Zehs ist asymmetrisch und sammelt die meiste Energie in Richtung Wunschzeh. Es gibt eine Lücke zwischen dem großen und dem nächsten Zeh. Alles, was sich im **Wunschzeh** abspielt und zum rechten Ätherzeh durchgeschleust werden muß, um in den Äther zu gelangen, muß eine Umleitung über die Wurzel des großen Zehs nehmen. Das sorgt für ein nachdenkliches Reagieren hinsichtlich Wunsch und Verlangen. Zwischen dem Wunschzeh und dem Aggressionszeh (wo die Realisierung von Ideen stattfinden muß) treffen wir auch auf eine Lücke. Wenn die Ideen durch Hinzufügung von Feuerenergie konkretisiert werden müssen, muß genauso wie beim großen Zeh eine Umleitung genommen werden. In der Praxis bedeutet dies, daß Corry immer damit zögern wird, was sie will. Der **Aggressionszeh** ist ein gerader Zeh mit Asymmetrie in der letzten Kuppe und auf den Wunschzeh gerichtet. Das Rückblicken des Zuneigungszehs verstärkt dieses Bild. Der Aggressionszeh ist der am stärksten entwickelte Zeh des rechten Fußes. Das bedeutet, daß viel Feuer, Aggression eingeschlossen, vorhanden ist. Sie ist verärgert, weil es nicht gelingt, ihre Gedanken in etwas Konkretes umzusetzen, wenn sie etwas will. Corry kann nie gleich mit etwas beginnen (wegen der Lücke). Dennoch kann die Verärgerung (der Zeh kann eingezogen werden) zeitweise verzögert werden. Dadurch kann die Außenwelt, wenn Ärger oder Wut geäußert werden, nur sehr schwer verstehen, warum Corry so böse ist. Der **Zuneigungszeh** schaut sehr stark zurück. Die letzte Kuppe sucht sehr deutlich Kontakt mit dem Aggressionszeh. Das Realisieren von Dingen (Feuerenergie) führt sofort zu einer starken Zuneigung zum Erworbenen. Was auch der Grund ist: Loslassen von jeglicher Sache ist für Corry sehr schwierig. Die Spitzform der letzten Kuppe des **Angstzehs** zeigt, daß Angst gelegentlich in Extremen auftritt. Wenn Corry einen

Corry

•

Frau

•

36 Jahre

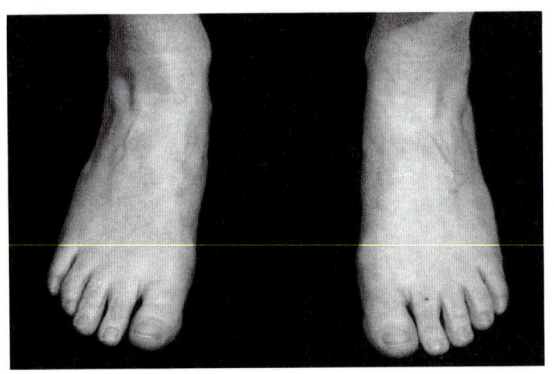

ihrer Angstanfälle hat, sollte man besser die Türen verschließen. Die Angstanfälle sind ungehemmt, penetrant und eingreifend. Sie können auch lange Zeit ausbleiben. Corry versteckt sich nicht vor ihren Ängsten. Sie sind lästig, aber sie geht korrekt damit um. Weil es einen direkten Kontakt zwischen Erde-, Wasser- und Feuerenergie gibt, kann man mit Sicherheit annehmen, daß auf Angstanfälle Zornausbrüche folgen werden.

Corry

•

Frau

•

36 Jahre

Die erste Kuppe des **linken Ätherzehs** zeigt wie beim rechten Fuß einen Flaschenhals. Auch hier gibt es das anfängliche Zögern bei Äußerungen, in diesem Fall hinsichtlich der Gefühle. Daneben ist von einer Verbreiterung (Reservoir) beim Gelenk die Rede. Dieser Zeh ist runder als der große Zeh am rechten Fuß. Gefühl wird auf eine weichere Art nach außen gebracht. Weil der rechte Ätherzeh in der Form etwas eckiger ist, werden Äußerungen des Verstandes grober präsentiert. Der **Gefühlszeh** ist an der Wurzel sehr breit. Anfänglich ist viel Gefühl vorhanden. Nach dem Start führt das Gefühl in einen Flaschenhals. Dort stagniert es. Das ergibt eine innere Unruhe, weil mehr Gefühl vorhanden ist als geäußert werden kann. Das Ende dieses Zehs neigt sich dem Kreativitätszeh zu, bedeutet also Hektik. Der **Kreativitätszeh** ist gerade, aber am Ende asymmetrisch und isoliert. Die Kreativität sucht sozusagen das Gefühl auf und schaut zurück. Auch die Verkantung dieses Zehs gibt an, daß die Kreativität auf das Gefühl zurückgreift, aber auch in der Vergangenheit (Rückblickzeh) Inspiration stattfindet. Der Zeh hat keinen besonders schönen und ausgeglichenen Kontakt zum Gefühlszeh, aber es gibt keinen fortwährenden Kontakt während der Kreativitätsprozesse. Trotz regelmäßiger Zweifel macht Corry dennoch weiter. Die letzte Kuppe kann im übrigen gut eingezogen werden. Mit der Kreativität kann daher ohne Schwierigkeiten manipuliert werden: *So wichtig ist es nun auch wieder nicht.* Der **Liebeszeh** zeigt zur Erde. Ein Teil der Liebesenergie wird oder wurde in den Boden gebohrt. Der krallenartige Stand deutet auf Frustration auf dem Gebiet der Liebe hin. Der kleine Zeh, der **Vertrauenszeh**, läuft spitz zu und zeigt mit der letzten Kuppe in Richtung Boden. Auch neigt sich dieser Zeh in Richtung Liebeszeh. Sex ohne Liebe wird deshalb zu den Ausnahmen gehören. Das spitze Zulaufen des Zehs verrät, daß sexuelles Erleben nicht zum Alltäglichen gehören wird.

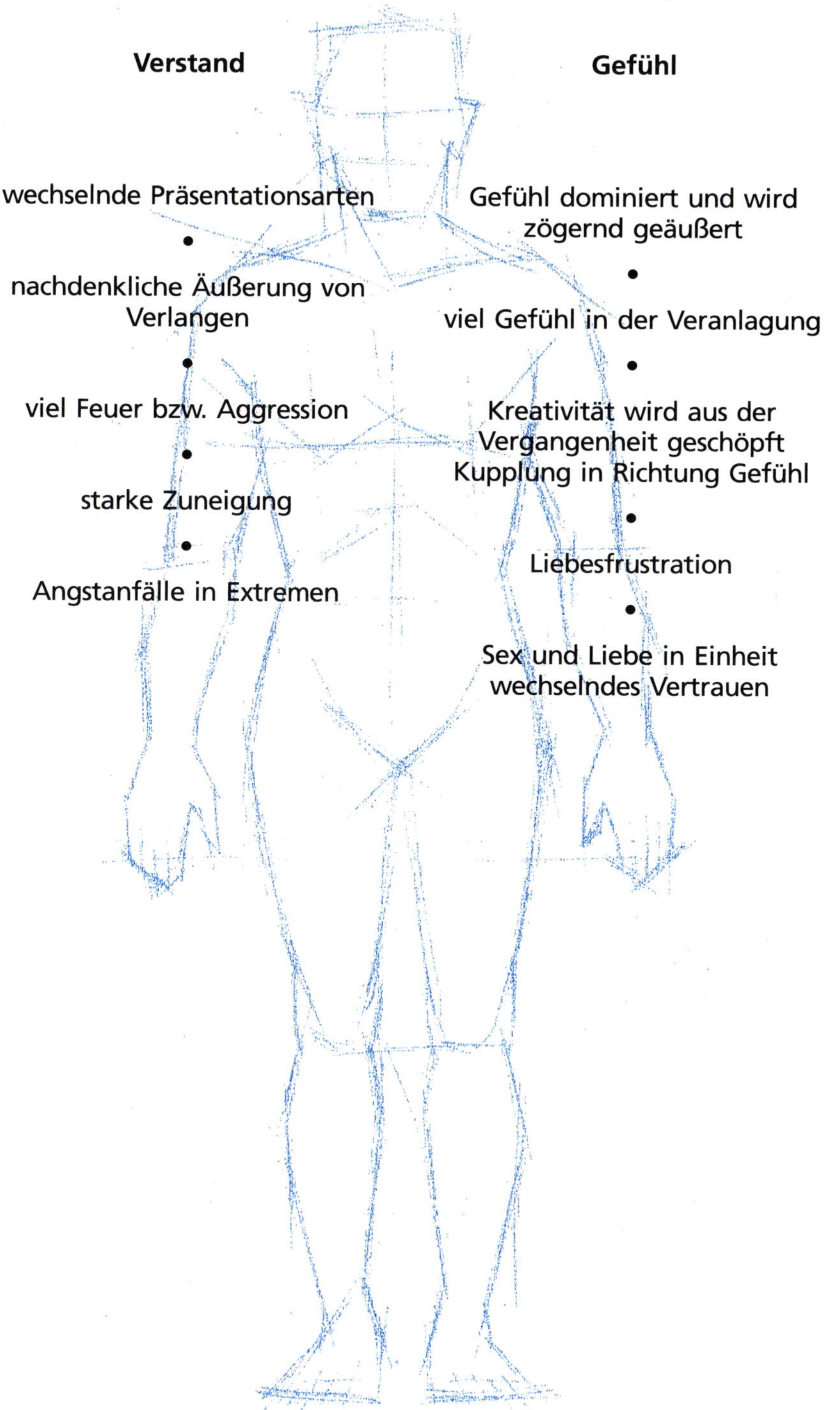

Verstand   **Gefühl**

wechselnde Präsentationsarten   Gefühl dominiert und wird
                                                              zögernd geäußert
              •
                                                                  •
nachdenkliche Äußerung von
        Verlangen   viel Gefühl in der Veranlagung
              •
                                                                  •
viel Feuer bzw. Aggression   Kreativität wird aus der
                                                      Vergangenheit geschöpft
              •   Kupplung in Richtung Gefühl

starke Zuneigung   •
              •
                                                         Liebesfrustration
Angstanfälle in Extremen
                                                                  •

                                                   Sex und Liebe in Einheit
                                                   wechselndes Vertrauen

································

Corry
•
Frau
•
36 Jahre

Margot · Frau · 30 Jahre

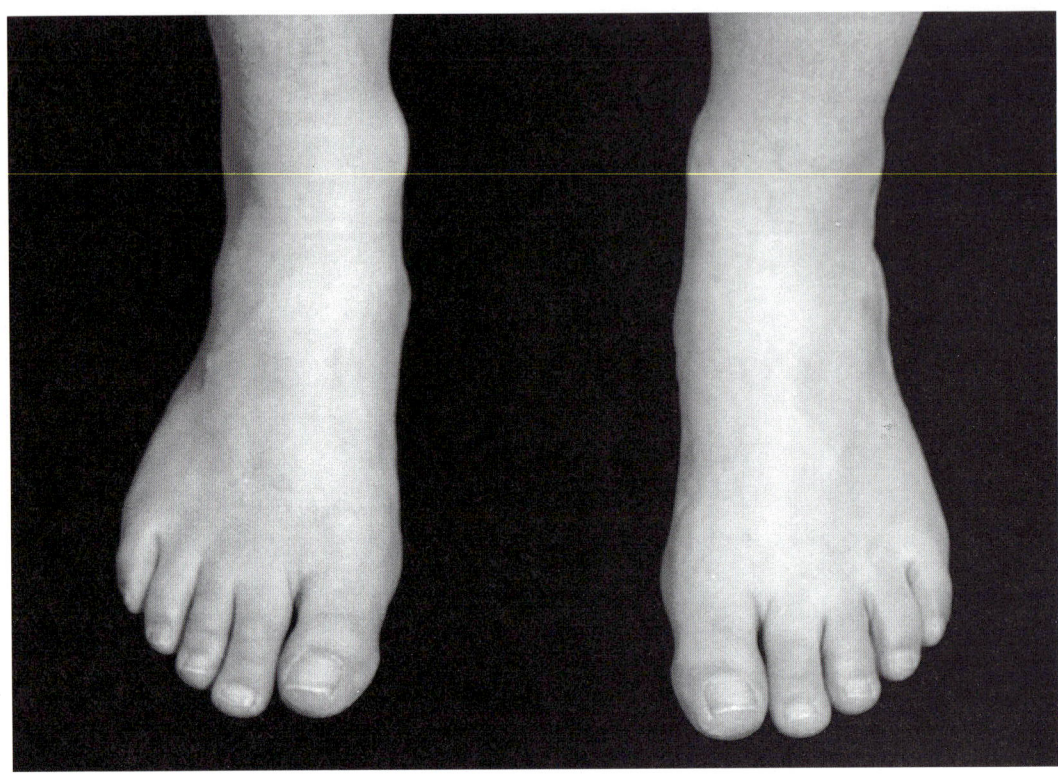

▲
rechts

kleiner Ätherzeh mit Reservoir
Flaschenhals
letzte Kuppe etwas spitz
am Gipfel rund
•
Wunschzeh spachtelförmig
•
flexibler Aggressionszeh
•
Zuneigungszeh, teilweise unter
Aggressionszeh versteckt
•
spitzer Angstzeh mit Drehung

▲
links

Ätherzeh mit Flaschenhals und Reservoir
und runden Enden
•
flexibler Gefühlszeh mit abgerundeter
Spachtelform
•
breiter auslaufender Kreativitätszeh
•
Liebeszeh mit leichtem Kralleffekt
leicht gedrehte letzte Kuppe
biegsamer als es auf den ersten Blick
erscheint
•
spitzer Vertrauenszeh mit Drehung

Um eine Linie mit den Energien der anderen Zehen zu erreichen, müßte der rechte große Zeh einige Zentimeter länger sein als er ist. Der rechte Ätherzeh scheint etwas kräftiger als der linke. Das deutet darauf hin, daß Margot sich leichter und mit mehr Selbstsicherheit über ihr Gefühlsleben als über ihre Denkwelt äußert.

Der **rechte Ätherzeh** zeigt, daß Margot größere Fähigkeiten besitzt als sie realisieren kann. Ihr persönlicher Äther ist zu klein für alle ihre Ideen. Durch ihre Äußerungen wird sie einen chaotischen Eindruck hinterlassen. Der Zeh zeigt die Form eines Flaschenhalses. Das bedeutet, daß sie nicht gleich äußert, was sie denkt. Der große Zeh verbreitert sich deutlich beim Gelenk und bildet ein Reservoir. Hier wird ein Vorrat an dem gebildet, was Margot äußern wird, wenn die Verzögerung wegen des Flaschenhalses überwunden ist. Bevor sie etwas sagt, sieht sie eine Weile in sich hinein. Die letzte Kuppe läuft etwas spitz zu und neigt sich dem Wunschzeh zu. Das Abweichen von der geraden Linie deutet darauf hin, daß Margot hastig ist und schnell und viel redet. Dennoch wird sie am Ende nicht alle Karten auf den Tisch gelegt haben. Der rechte große Zeh endet rund, was bedeutet, daß Margot immer vermeiden wird, Menschen mit ihren Äußerungen zu verletzen. Am **Wunschzeh** ist am auffallendsten, daß die letzte Kuppe spachtelförmig ist und in Richtung des kleinen Zehs zeigt. Alles was Margot (materiell) will, wird geäußert, daraus macht sie keine Geheimnisse. Daß die letzte Kuppe dieses Wunschzehs in Richtung kleine Zehs abweicht, deutet auf Hektik. Die Spachtelform des Zehs steht im Widerspruch zur runden Form des großen Zehs. Das bedeutet, daß sie sich reuemütig entschuldigen wird, nachdem sie jemanden scharf ins Gebet genommen hat. Der **Aggressionszeh** ist gerade und hat sich der Form am rechten Ätherzeh angepaßt. Die Falte im letzten Gelenk deutet darauf hin, daß Aktivität (Aktion oder Aggression) zeitweilig zurückgehalten werden kann. Die letzte Kuppe des Aggressionszehs fügt sich deutlich in die Linie der übrigen Zehen ein. Der Gipfel ist asymmetrisch. An der Seite des **Wunschzehs** befindet sich viel, an der Seite des Zuneigungszehs wenig Energie. Das bedeutet, daß anfangs viel Energie in alles und jedes gesteckt wird, jedoch beim Ausbleiben schneller Resultate der Schwung weiterzumachen, verschwindet. Der Zuneigungszeh erscheint gerade. Beim näheren Hinsehen stellt sich heraus, daß ein Großteil dieses Zehs unter dem Aggressionszeh versteckt ist. Margot scheint für die Außenwelt ungezwungen mit Zuneigung umzugehen. Die Form des Zuneigungszehs verrät aber ein Zurückschauen und das nicht so einfach Loslassenkönnen von materiellen Dingen. Der kleine **Angstzeh** ist gerade, jedoch macht er eine ungewöhnliche Drehung. Der Teil, der den Boden berühren müßte, sucht Kontakt zum Zuneigungszeh. Die Basis berührt den Boden nicht. Angstäußerungen sind deshalb nicht begründet. Sie können ihren Ursprung in der Vergangenheit oder im Unterbewußtsein haben. Das Ende des Angstzehs ist spitz. Diese Form bedeutet Angst, die in Extremen auftritt.

Margot

•

Frau

•

30 Jahre

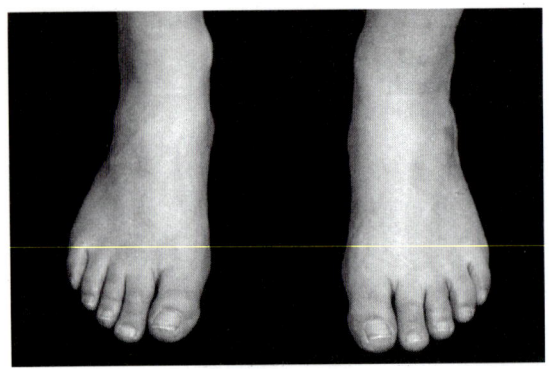

Der **linke Ätherzeh** zeigt, daß Gefühl auf die gleiche Art geäußert wird, wie Dinge, die den rationellen Bereich betreffen: zuerst zögernd (Flaschenhals), dann mit mehr Druck (Reservoir) und danach ohne scharfe Kanten (rund). Die geradere Form der letzten Kuppe rechtfertigt die Annahme, daß Margot leichter mit ihrem Gefühl als mit ihrem Verstand umgeht. Sie fühlt sich sicherer, wenn sie über Gefühlsangelegenheiten redet. Auch dieser Ätherzeh kommt etwas zu kurz, aber weniger deutlich als im rechten Fuß. Das Gefühl kann besser als der Verstand geordnet werden. Darüber hinaus zeigt der Ätherzeh, daß ausreichend Gefühl vorhanden ist. Die erste Kuppe sucht den Gefühlszeh auf. Wenn der Zeh aus der Wurzel heraus gerade nach vorne wachsen würde, ergäbe dies eine erhebliche Lücke zwischen ihm und dem großen Zeh. Früher wird Margot beim Äußern ihrer Gefühle also sehr zögerlich gewesen sein. Die kleine Rille bei der Kuppe des letzten Gelenks des **Gefühlszehs** zeigt, daß mit dem Gefühl manipuliert werden kann. Gefühl kann zeitweilig abgestellt werden. Die letzte Kuppe will sozusagen zunächst spachtelförmig werden, wird aber danach abgerundet. Das bedeutet, daß trotz allem Gefühle heftig geäußert werden können und trotzdem dabei darauf geachtet wird, daß andere so wenig wie möglich verletzt werden. Der **Kreativitätszeh** ist ein recht gerader Zeh, der an der Basis schmaler ist als am Ende. Daraus kann die Schlußfolgerung gezogen werden, daß in der Basis nicht viel Kreativität vorhanden ist, aber in zweiter und dritter Verzögerung (zweite und dritte Kuppe) eine Verbreiterung (Zufluß) kreativer Energie stattfindet. Weil die Form dieses Zehs sich gänzlich an den Gefühlszeh anschließt, ist es mehr als wahrscheinlich, daß zusätzlich produzierte Kreativität aus dem Gefühl heraus genährt wird. Der **Liebeszeh** bildet ein Reservoir aus nichtgeäußerter Liebe. Dieser Zeh kann nicht manipuliert werden. Er zeigt einen leichten Kralleffekt. Das bedeutet immer, daß von der Außenwelt Zurückhaltung erzwungen wurde. Die letzte Kuppe dieses Zehs blickt zurück in Richtung Kreativitätszeh. Das Gefühl der Liebe schien früher intensiver und besser, trotz aller Obstruktion. Bei näherer Untersuchung stellt sich heraus, daß der Zeh ziemlich biegsam ist. Er hat auch etwas mehr Farbe. Das bedeutet eine „Baustelle". Der **Vertrauenszeh** macht eine merkwürdige Drehung und ist sehr spitz.

Margot manipuliert ihre Äußerungen von Liebe und Sexualität. Ein beträchtlicher Teil des kleinen Zehs ist unter dem Liebeszeh versteckt. Äußerungen von Liebe und Sexualität sind nicht Margots starke Seiten. Selten gibt es einen Schub von starkem Optimismus.

Margot

•

Frau

•

30 Jahre

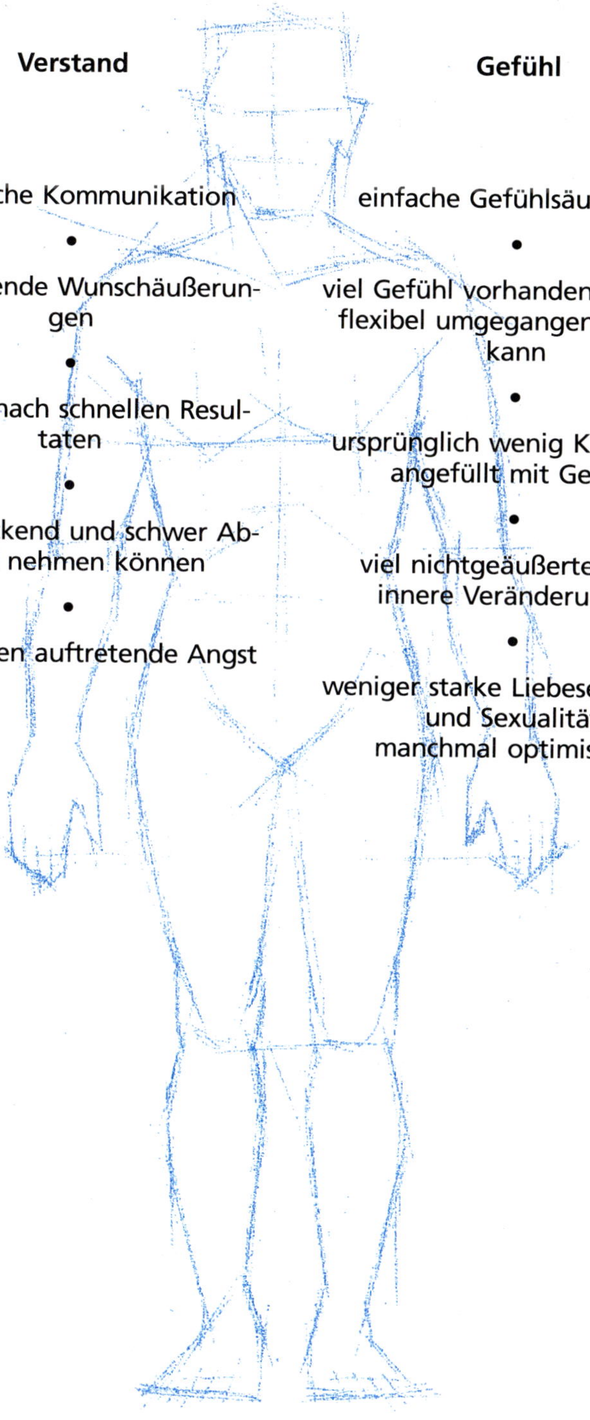

Verstand   **Gefühl**

chaotische Kommunikation

•

fortwährende Wunschäußerungen

•

Wunsch nach schnellen Resultaten

•

zurückblickend und schwer Abstand nehmen können

•

in Extremen auftretende Angst

einfache Gefühlsäußerung

•

viel Gefühl vorhanden, mit dem flexibel umgegangen werden kann

•

ursprünglich wenig Kreativität angefüllt mit Gefühl

•

viel nichtgeäußerte Liebe innere Veränderungen

•

weniger starke Liebeserlebnisse und Sexualität manchmal optimistisch

Margot

•

Frau

•

30 Jahre

Kommentar

Wahrscheinlich möchten Sie wissen, wie die Besitzer der Zehen jeweils auf unsere Analyse reagiert haben. Wir meinten, ihre Reaktionen in diesem Buch aufnehmen zu müssen; jedoch nur kurz, denn es gibt Menschen, die nach und sogar während des Lesens ihrer Zehen das Bedürfnis verspürten, ihre gesamte Seele bloßzulegen. Daß sie dies durch das Vorzeigen ihrer Zehen bereits getan hatten, vergaßen sie. Nicht zu jedem Fall ist ein Kommentar abgedruckt, weil zwei Personen nichts sagen konnten oder wollten. Auf alle Fälle bekommen Sie einen Eindruck, welche Reaktionen Sie in der Praxis erwarten können.

Fall 2 – Peter: Mir mangelt es tatsächlich an Liebe. Das beschäftigt mich momentan sehr stark und das wird, denke ich, die Ursache meiner wechselnden Emotionalität sein.

Fall 3 – Hilda: Ja, ich erkenne manches wieder. Das heißt, manche Dinge auch nicht; obwohl, wenn ich nachdenke, stimmt eigentlich alles.

Fall 4 – Erics Mutter: Das Bild stimmt total mit seinem Horoskop überein. Ich erkenne sehr vieles von dem wieder, was gesagt wurde.

Fall 5 – Henriëtte: Es wird schon stimmen. Ich habe keine Arbeit, und das macht mich krank. Ich möchte wirklich wieder arbeiten.

Fall 6 – Michael: Ich weiß in der Tat sehr gut, was ich will, und es gelingt mir mehr und mehr, es zu realisieren. Aber es geht mir oft nicht schnell genug, und das macht mich in der Tat böse. Der Kreativitätsprozeß ist auch wiedererkennbar. In bezug auf Angst, Sex, Optimismus und Vertrauen, weiß ich nicht so recht …

Fall 7 – Maria: Komisch, daß man das alles aus dem Stand der Zehen ableiten kann. Aber es stimmt ziemlich genau.

Fall 8 – Tom: Ich glaube, daß alles stimmt. Ich erkenne eigentlich alles wieder.

Fall 9 – Saskia: Ich bin tatsächlich sehr stark auf der Suche nach meiner Identität und viel in Bewegung. Ich denke nur, daß ein Leben dafür nicht reicht, aber ich bin voll damit beschäftigt.

Fall 10 – Jacqueline: Das Abwartende ist sehr typisch für mich. Ich reagiere immer erst nach längerer Überlegung, außer nach einer Massage.

Dann strömt die Energie offensichtlich so schnell, daß ich mich sofort und ohne Zurückhaltung äußern kann.

Fall 12 – Leo: Die meisten Dinge stimmen. Ich bin nicht überrascht, denn ich finde das alles etwas zu allgemein.

Fall 13 – Brigittes Mutter: Ich fürchte, daß sie erblich vorbelastet ist. Die Agressions- und Jähzornanfälle stimmen genau. Wenn sie nicht bekommt, was sie will, kann sie wütend werden. Auch das Phantasieren stimmt. Sie kann stundenlang mit Puppen und Kuscheltieren in ihrer Traumwelt verbringen und ganze Schauspielstücke aufführen. Man sollte auch nicht versuchen, sie daraus zu wecken, sonst wird sie wieder böse.

Fall 14 – Sofia: Von den meisten Dingen kann ich gleich sagen, daß sie stimmen; über manche Dinge muß ich zuerst einmal gut nachdenken, bevor ich sie bejahe.

Fall 15 – John: Im großen und ganzen stimmt es. Nein, eigentlich stimmt alles.

Fall 16 – Corry: Eigentlich kann ich alles wiedererkennen. Ich hätte nicht geglaubt, daß meine Zehen so viel über mich erzählen.

Fall 17 – Margot: Eigentlich stimmt alles. Ich finde sehr frappierend, daß meine inneren Wünsche deutlich werden. In letzter Zeit wende ich mich viel mehr Frauen als Männern zu, und das gefällt mir.

Nachwort

Während Vorlesungen, die ich über das Zehenlesen gehalten habe, und im übrigen auch im Vorwort, habe ich darauf hingewiesen, daß das Zehenlesen ein besonders nettes Gesellschaftsspiel sein kann. In vertrauter Umgebung sich selbst und andere besser kennenzulernen, ist immer eine gute Sache. Dennoch habe ich während der Untersuchungen und der Umsetzung meiner Theorie in die Praxis die Gewißheit erhalten, daß das Lesen von Zehen mehr ist. Es ist sehr wohl eine Methode, mit der Charaktere analysiert werden können, und auch ein Mittel, mit der man Verhaltensmuster entdecken kann. Ich hoffe nicht, daß Sie den Eindruck haben, daß in diesem Buch alles über dieses neue Phänomen gesagt wurde. Weit gefehlt, wir haben uns auf die Hauptpunkte beschränkt und hoffen, daß hierdurch ein recht breites Publikum angesprochen wird.

Damit eine Weiterentwicklung der Theorie und der Praxis auf verantwortungsvolle Weise geschehen kann, habe ich eine Stiftung ins Leben gerufen, die den weiteren Prozeß begleiten wird.

Jeder, der auf dieses Buch reagieren und sich weiter in diese Methode vertiefen möchte oder Fragen bzw. Anregungen hat, kann unter folgender Anschrift Kontakt mit der Stiftung aufzunehmen:

Stichting Fudare (Fundamental Dactylogical Reading),
Postbus 325, 1200 AH Hilversum/Holland, Fax 0031-33-2580243,
Internet Website: http://www.zehen.com
Email: fudare@globalxs.nl

Zehen sagen die Wahrheit.

Stand und Form zeigen den Zustand eines Menschen.
Zehen zeigen auch, wie mit Gefühl und Verstand umgegangen
wird.
Wie jemand mit Emotionen und Energien umgeht, kann man
durch die Betrachtung der Zehen feststellen.
Man kann sehen, welche starken Seiten ein Charakter hat und
wo weniger optimale Elemente vorhanden sind.

bitte Blatt ausklappen